食物宝宝去旅行

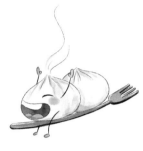

张媛媛　蒋萍　著

稚子文化　图

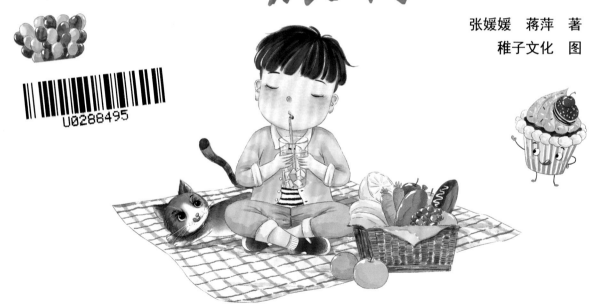

化学工业出版社

·北京·

图书在版编目（CIP）数据

食物宝宝去旅行/张媛媛，蒋萍著.—北京：化学
工业出版社，2019.8（2022.6重印）
ISBN 978-7-122-34636-0

Ⅰ.①食…　Ⅱ.①张…　②蒋…　Ⅲ.①消化系统-
儿童读物　Ⅳ.①R322.4-49

中国版本图书馆CIP数据核字（2019）第107301号

责任编辑：李雅宁　　　　　　　责任校对：王素芹　　　　　　　装帧设计：稚子文化

出版发行：化学工业出版社（北京市东城区青年湖南街13号　邮政编码100011）
印　　装：北京尚唐印刷包装有限公司
787mm×1092mm　1/16　印张4　2022年6月北京第1版第2次印刷

购书咨询：010-64518888　　　　　　　　售后服务：010-64518899
网　　址：http://www.cip.com.cn
凡购买本书，如有缺损质量问题，本社销售中心负责调换。

定　　价：39.80元

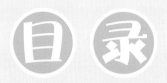

目 录

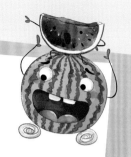

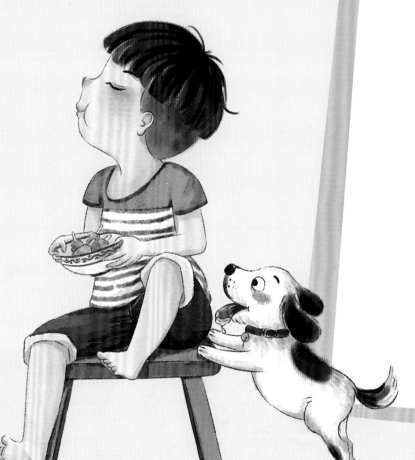

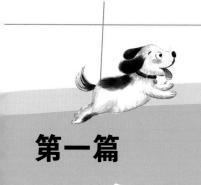
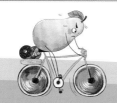
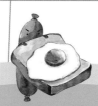
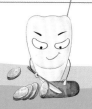

第一篇

食物宝宝的奇妙旅行

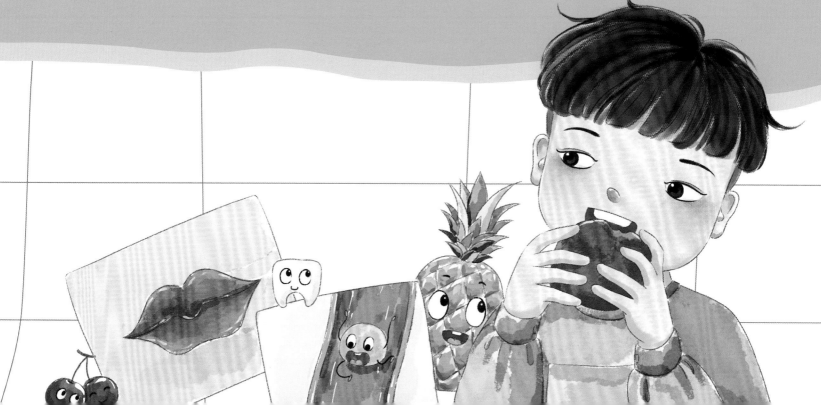

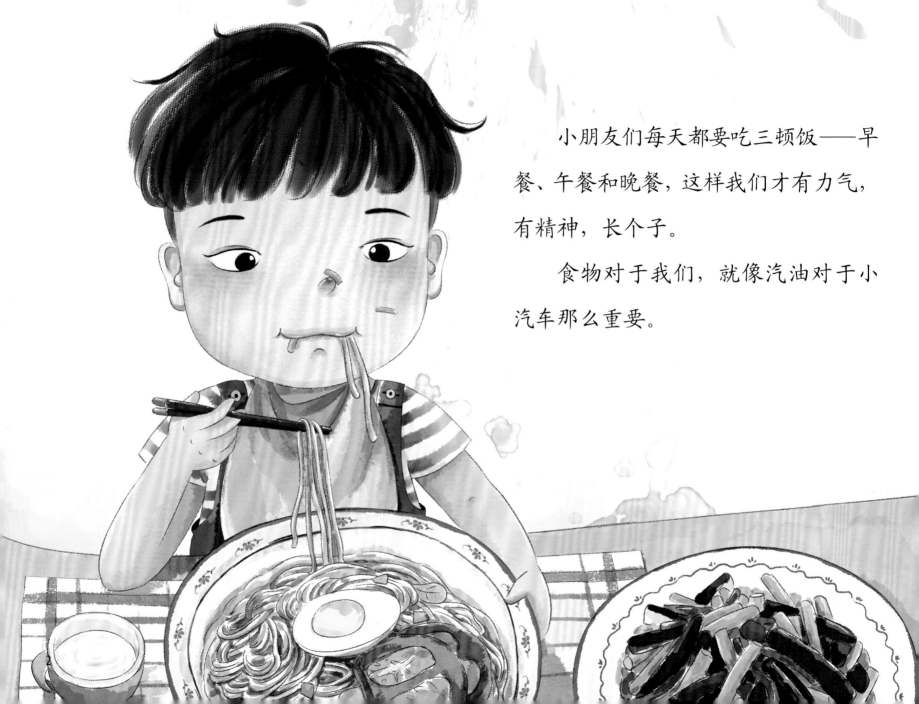

小朋友们每天都要吃三顿饭——早餐、午餐和晚餐，这样我们才有力气，有精神，长个子。

食物对于我们，就像汽油对于小汽车那么重要。

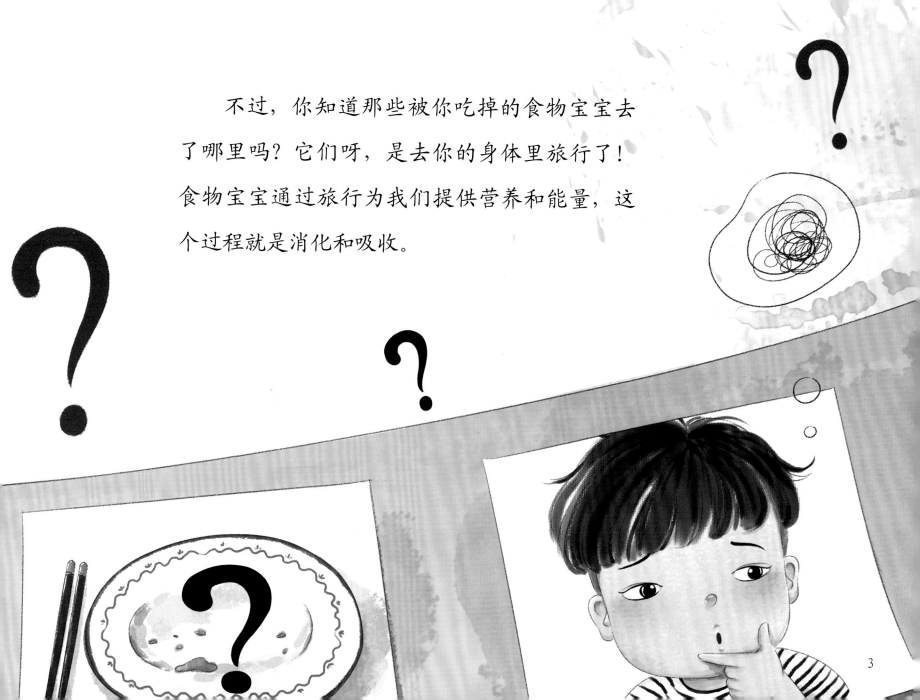

不过，你知道那些被你吃掉的食物宝宝去了哪里吗？它们呀，是去你的身体里旅行了！食物宝宝通过旅行为我们提供营养和能量，这个过程就是消化和吸收。

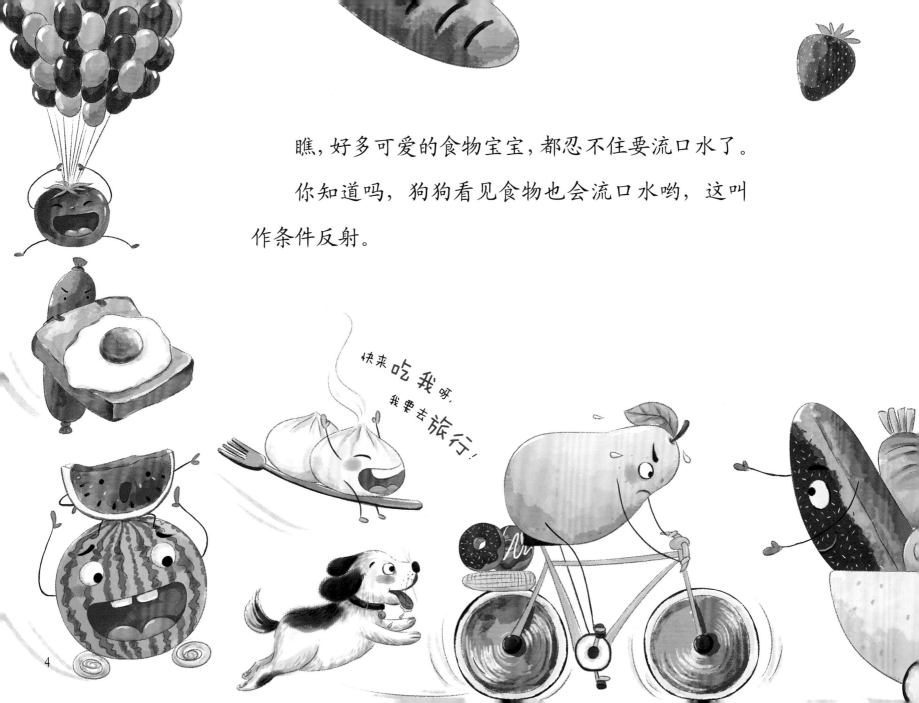

瞧，好多可爱的食物宝宝，都忍不住要流口水了。

你知道吗，狗狗看见食物也会流口水哟，这叫作条件反射。

快来吃我呀，我要去旅行！

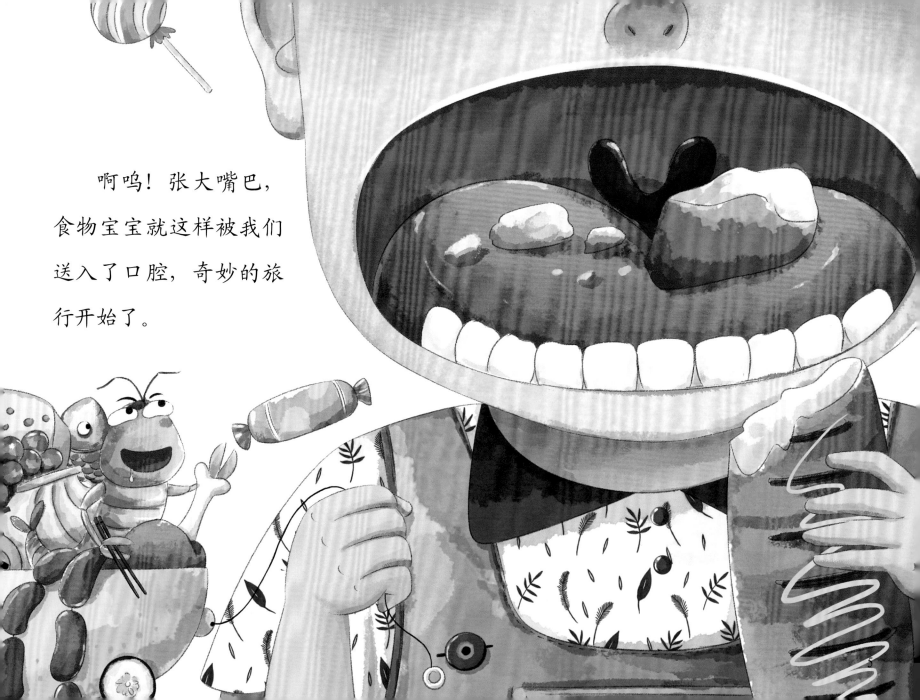

啊呜！张大嘴巴，食物宝宝就这样被我们送入了口腔，奇妙的旅行开始了。

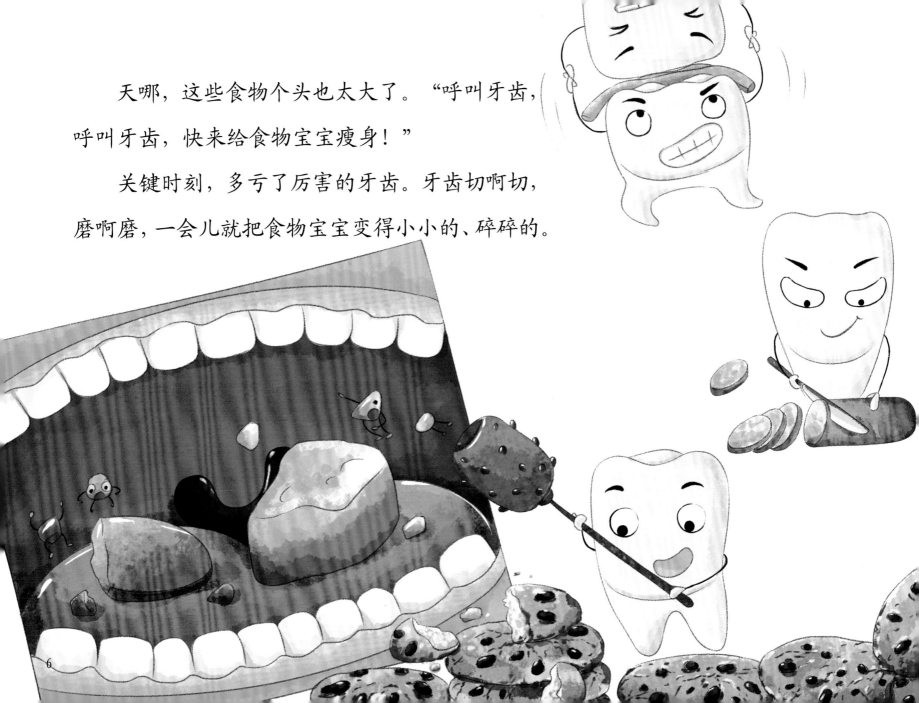

天哪，这些食物个头也太大了。"呼叫牙齿，呼叫牙齿，快来给食物宝宝瘦身！"

关键时刻，多亏了厉害的牙齿。牙齿切啊切，磨啊磨，一会儿就把食物宝宝变得小小的、碎碎的。

味蕾，是我们舌头上的味觉感受器。味蕾顶端有一个小孔，当食物宝宝到达时，它负责通知我们的大脑，这样就产生了味觉。

哇，真甜啊！

味蕾

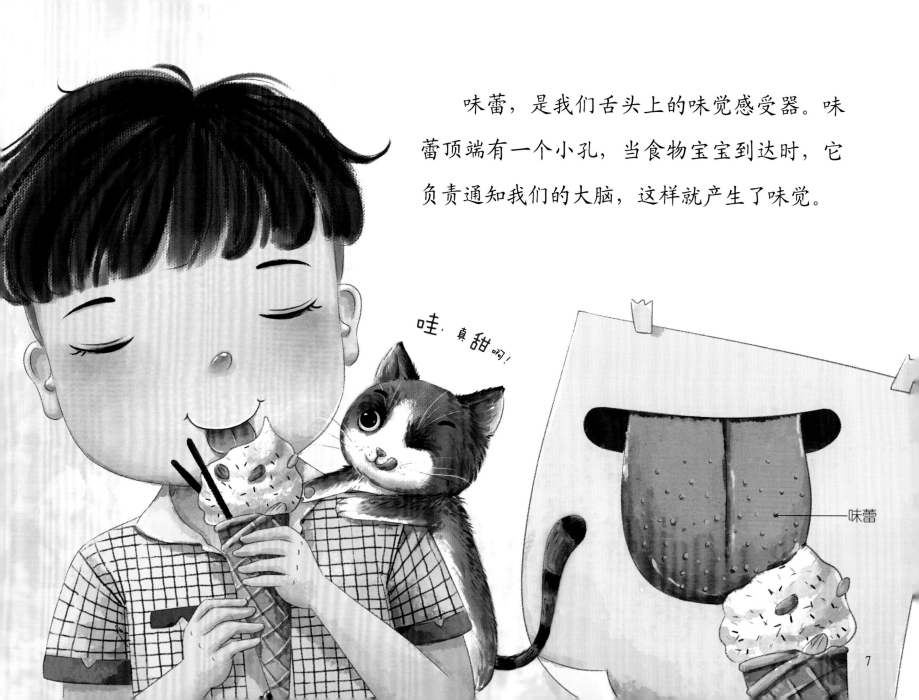

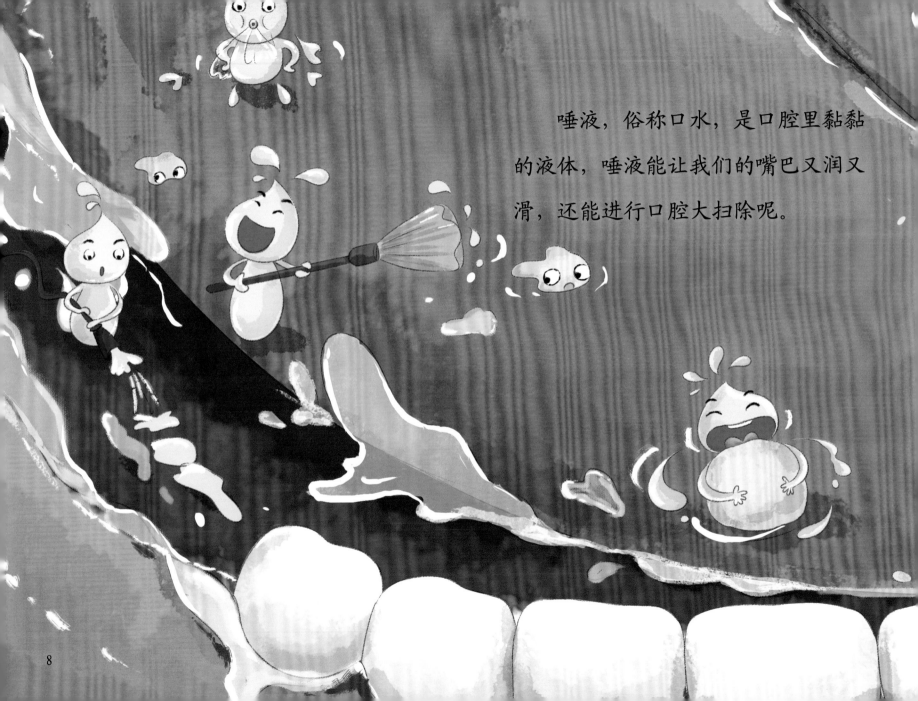

唾液，俗称口水，是口腔里黏黏的液体，唾液能让我们的嘴巴又润又滑，还能进行口腔大扫除呢。

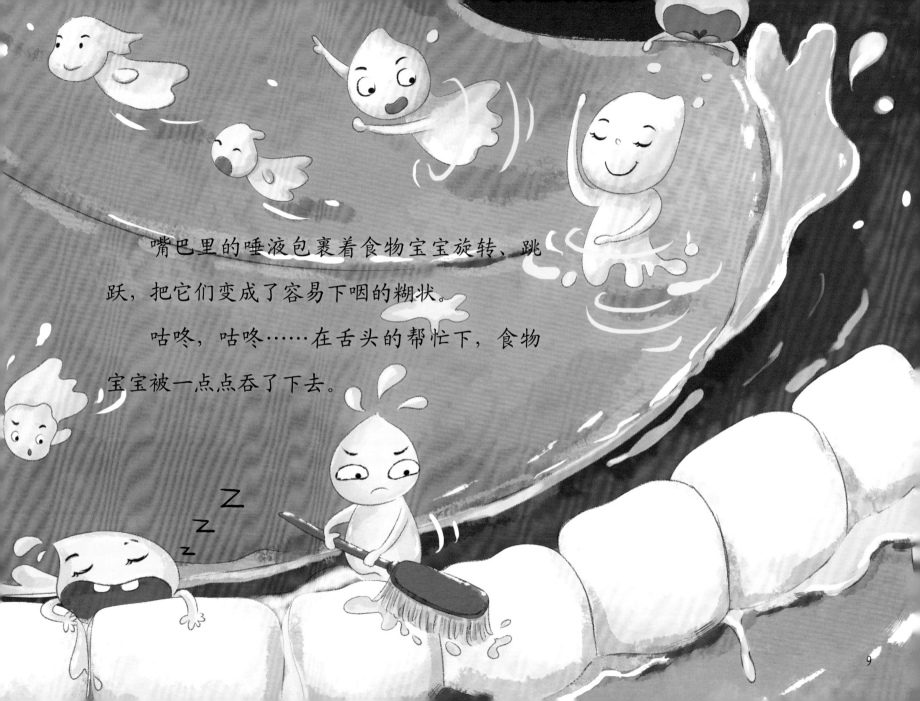

嘴巴里的唾液包裹着食物宝宝旋转、跳跃，把它们变成了容易下咽的糊状。

咕咚，咕咚……在舌头的帮忙下，食物宝宝被一点点吞了下去。

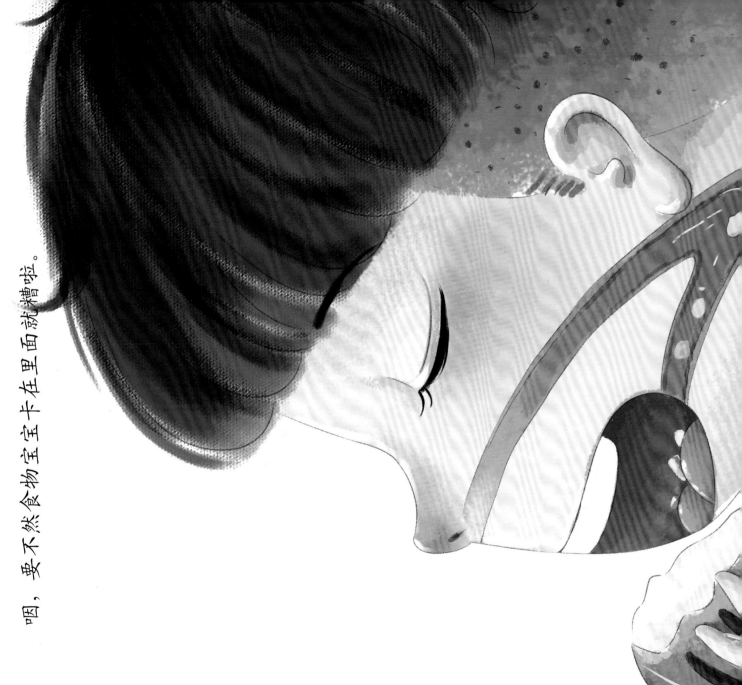

旅行的第一站是食管。

食管是嘴巴里运送食物和水的单行道，从咽喉一直通到胃。它窄窄的，所以小朋友们吃东西一定要细嚼慢咽，要不然食物宝宝卡在里面就糟糕啦。

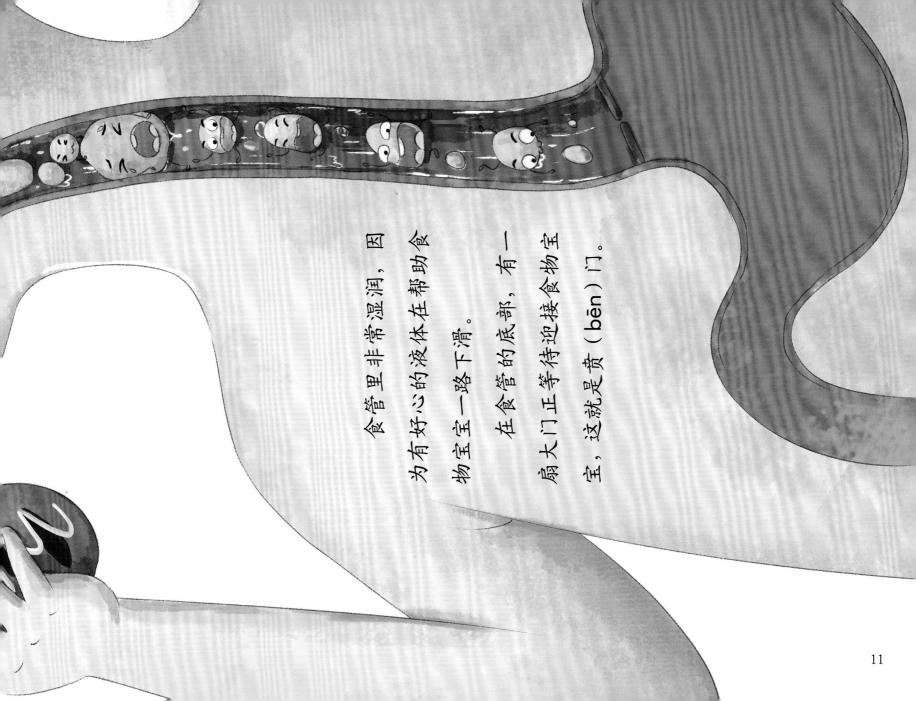

食管里非常湿润，因为有好心的液体在帮助食物宝宝一路下滑。

在食管的底部，有一扇大门正等待迎接食物宝宝，这就是贲（bēn）门。

眼看食物宝宝全部顺利通过，细心的贲门又会闭合，防止它们倒流回去。

通过贲门，食物宝宝即将进入本次旅行最重要的一站：胃。

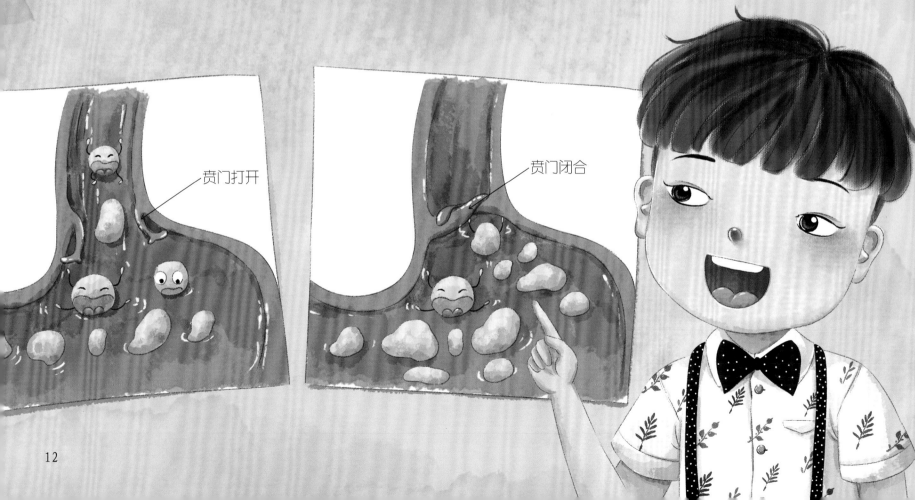

贲门打开

贲门闭合

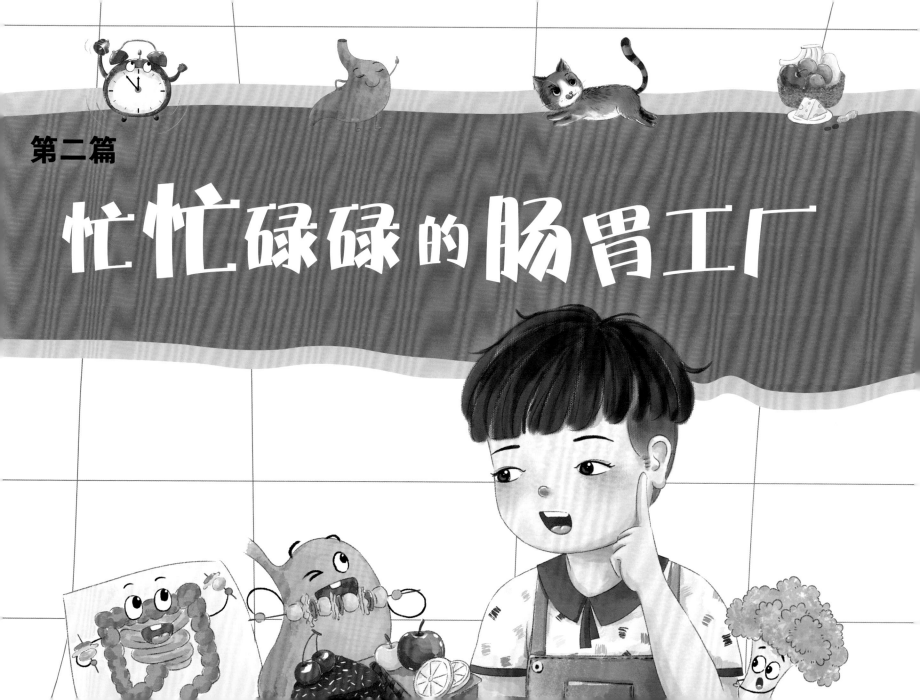

第二篇

忙忙碌碌的肠胃工厂

胃就像是食物宝宝的一座小房子。

宝宝的胃容量很小，随着年龄的增长，胃容量会越来越大，成人的胃容量大概有 1500 毫升。

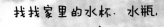

找找家里的水杯、水瓶，看看 1500 **毫升**有多少！

胃很热情，如果到了吃饭时间没有食物宝宝来旅行，它可是会伤心的。

咕咕，咕咕，就是它难过时发出的声音。所以，小朋友们一定要按时吃饭哟。

叮……

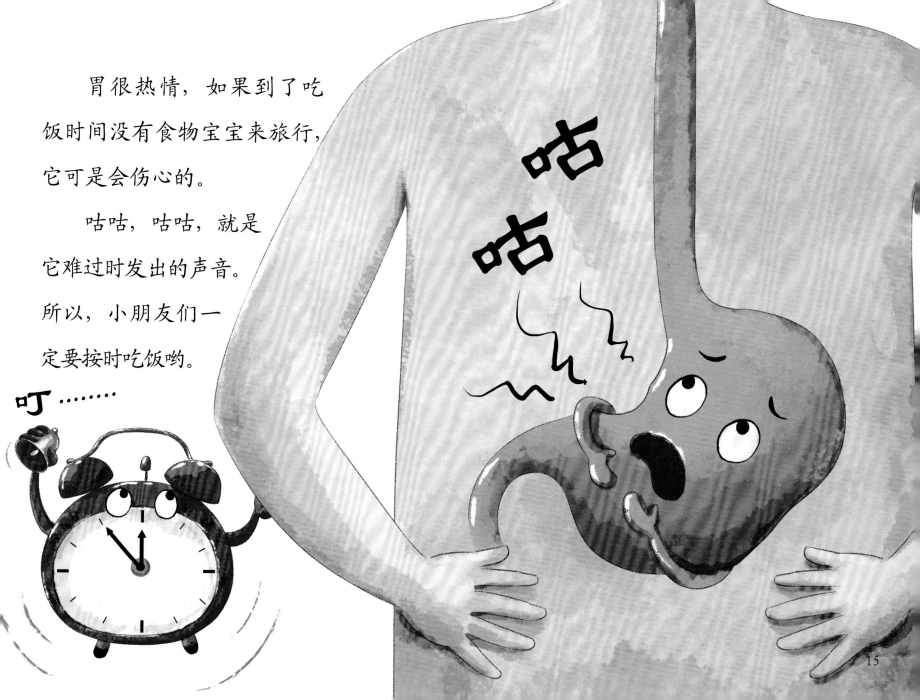

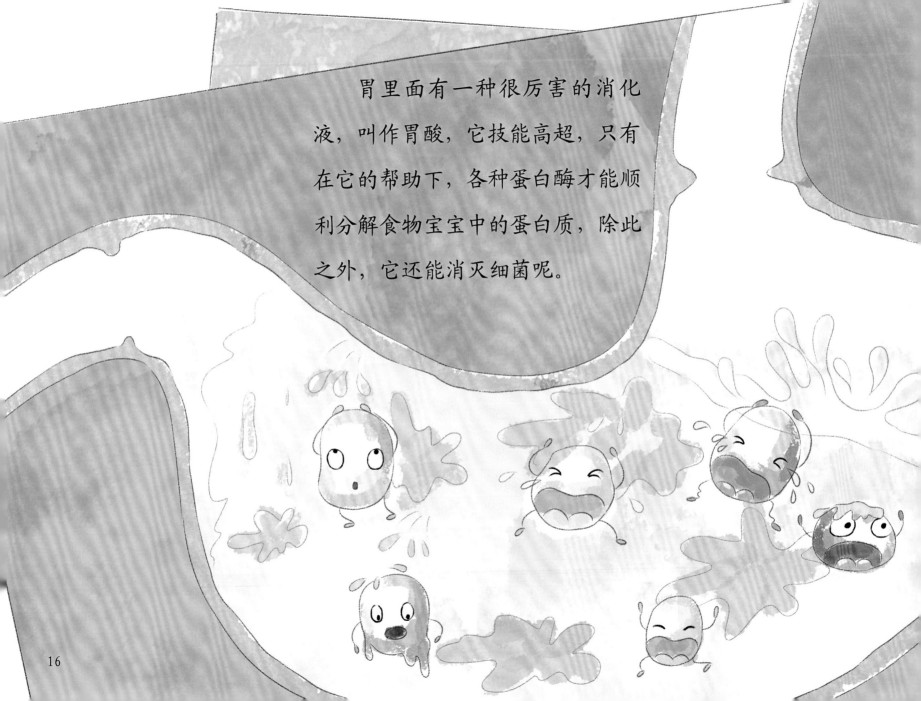

胃里面有一种很厉害的消化液，叫作胃酸，它技能高超，只有在它的帮助下，各种蛋白酶才能顺利分解食物宝宝中的蛋白质，除此之外，它还能消灭细菌呢。

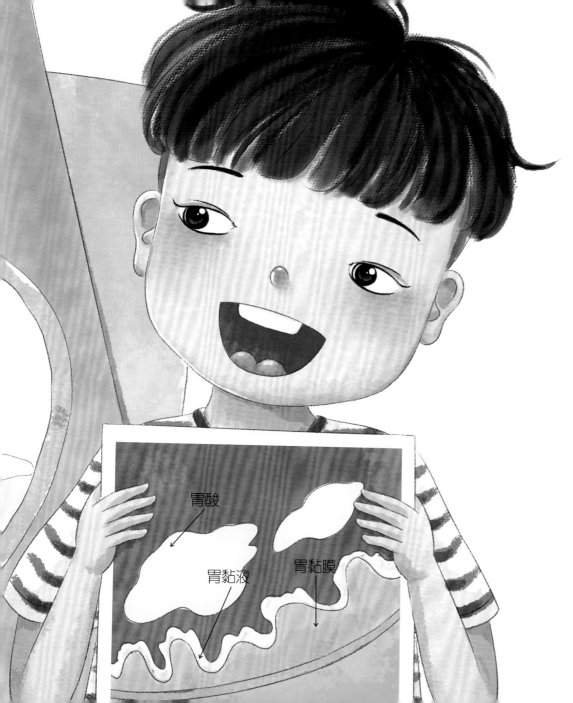

胃酸

胃黏液

胃黏膜

胃酸虽然有点儿凶，但并不会伤害我们的胃。因为胃黏膜上有一层胃黏液，就好像是给胃穿上了铠甲一样，时刻保护着我们的胃。

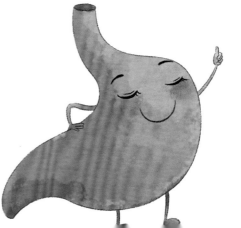

胃喜欢锻炼身体，进行持续的收缩运动。当食物宝宝来到时，它就使劲儿收缩，这样可以帮助食物宝宝和胃液混合。

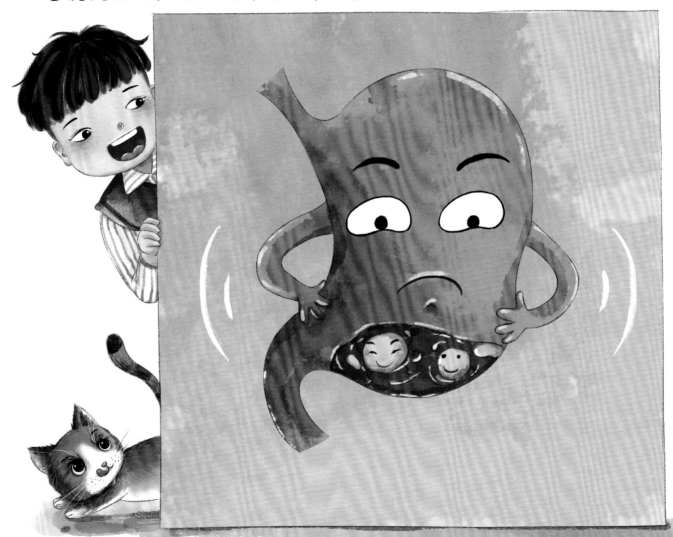

糟糕，食物宝宝太多了！大家挤在一起，胃鼓鼓的、胀胀的，实在是太难受了。

真是个惨痛的教训啊，可不能一下子吃太多食物了。

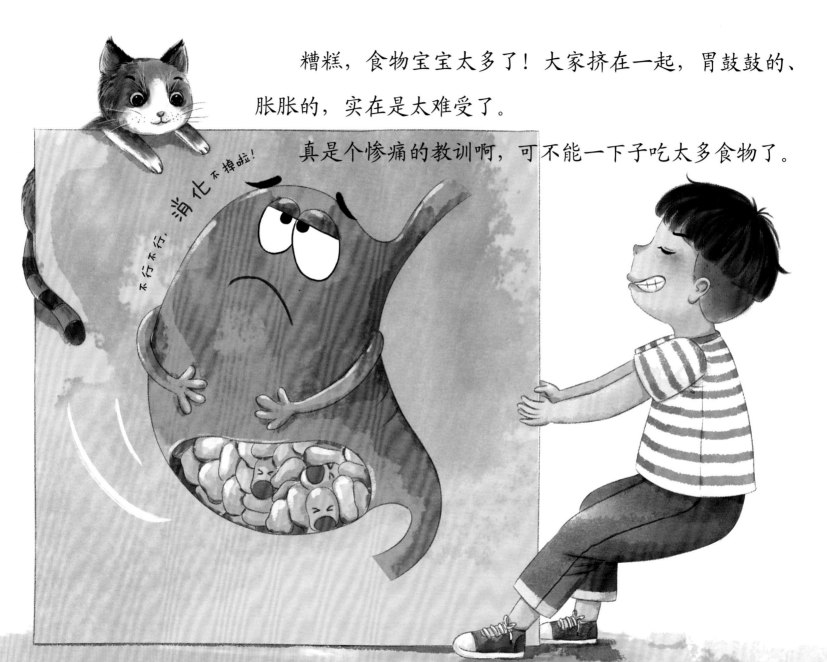

食物宝宝和胃液混合在一起，慢慢变得像粥一样，叫作食糜。这时的食物宝宝已经比较细小了，也就可以离开胃进入肠道了。

离开胃的出口叫幽门。嗒，嗒，嗒，食物宝宝以每分钟三次的速度向幽门方向行进。

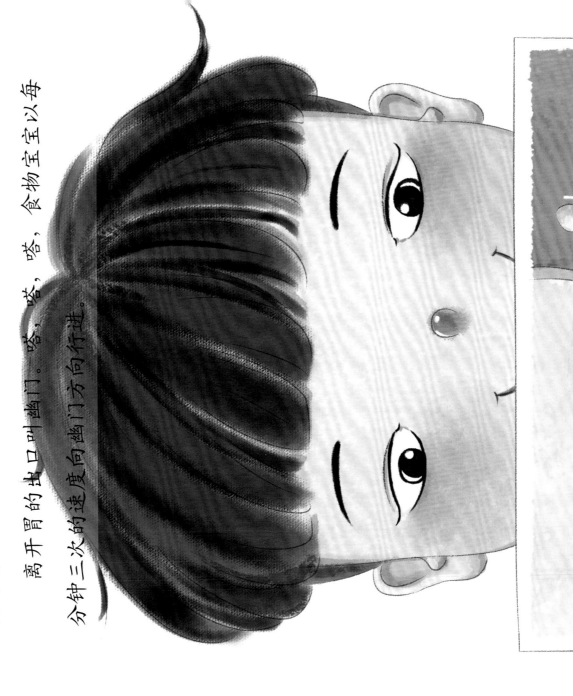

幽门

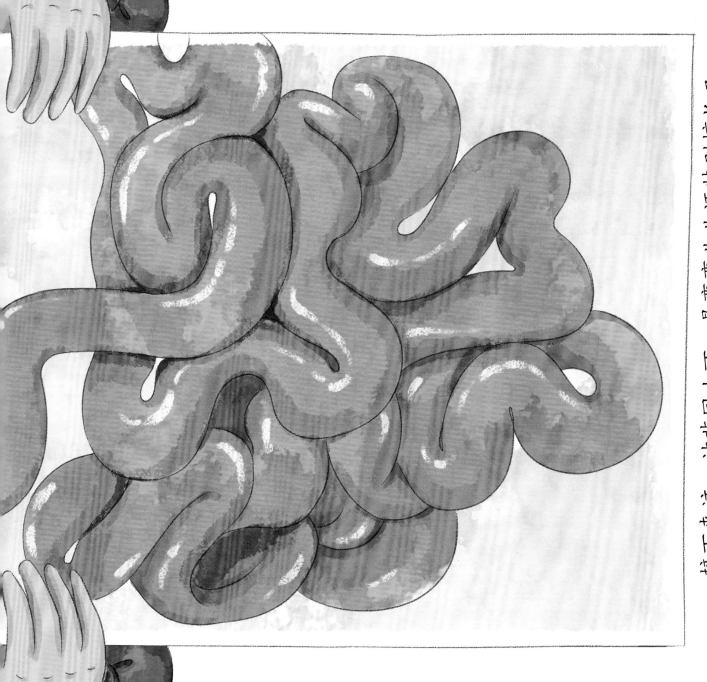

接下来这一站非同小可，是弯弯曲曲还特别擅长吸收营养的小肠。

小肠在胃的下面，盘绕成一圈一圈，如果全部拉直，其长度大概能赶上三个成年人身高之和了。

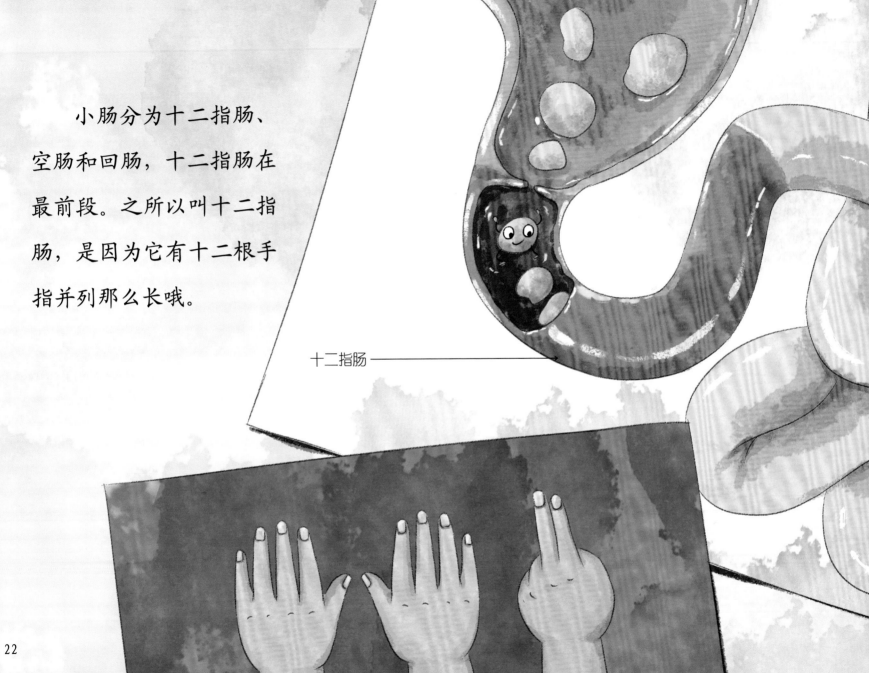

　　小肠分为十二指肠、空肠和回肠，十二指肠在最前段。之所以叫十二指肠，是因为它有十二根手指并列那么长哦。

十二指肠

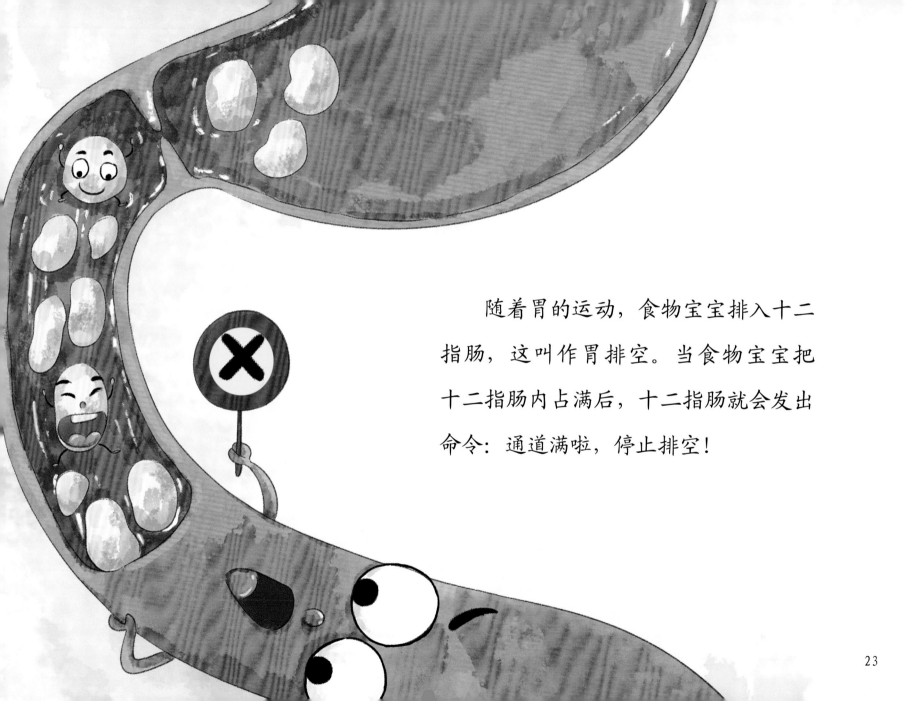

随着胃的运动，食物宝宝排入十二指肠，这叫作胃排空。当食物宝宝把十二指肠内占满后，十二指肠就会发出命令：通道满啦，停止排空！

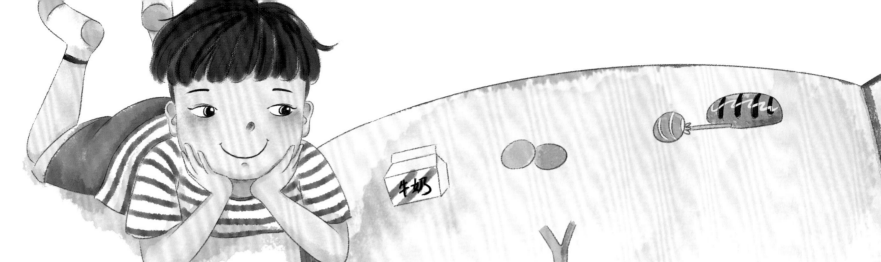

这时，会有小伙伴来帮助十二指肠消化和吸收食物宝宝的营养，它们是来自胰腺的胰酶和来自肝脏的胆汁。

胰腺长得有点不起眼，像细长的树叶，不过，它分泌的胰液可是消化食物的高手，蛋白质、脂肪、糖都不在话下。

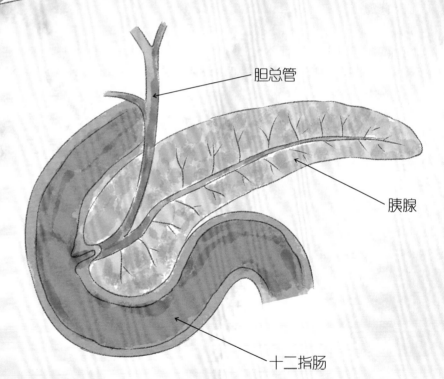

胆总管

胰腺

十二指肠

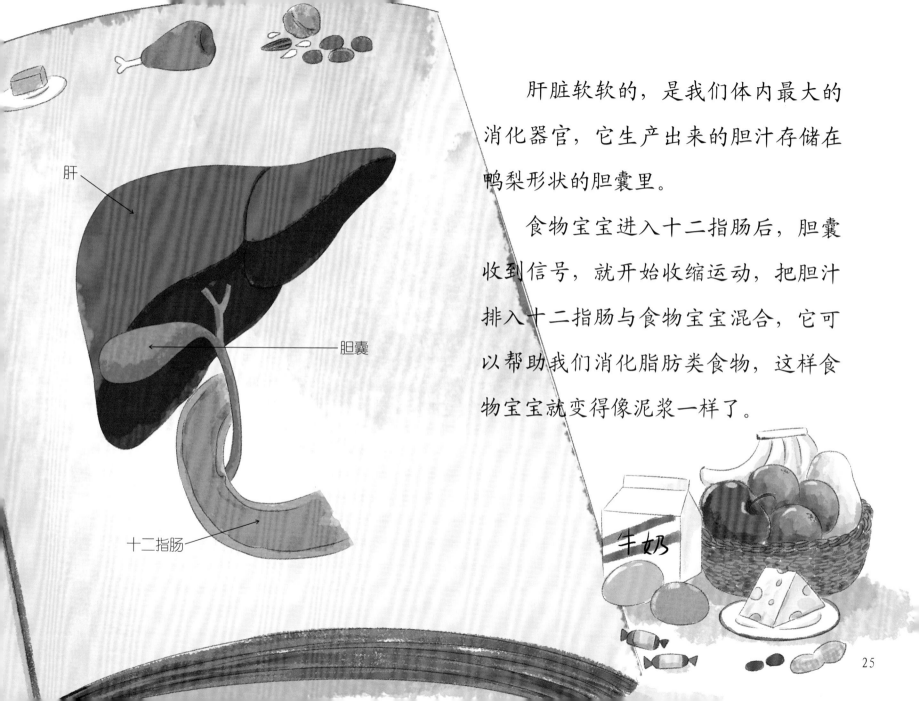

肝

胆囊

十二指肠

牛奶

肝脏软软的，是我们体内最大的消化器官，它生产出来的胆汁存储在鸭梨形状的胆囊里。

食物宝宝进入十二指肠后，胆囊收到信号，就开始收缩运动，把胆汁排入十二指肠与食物宝宝混合，它可以帮助我们消化脂肪类食物，这样食物宝宝就变得像泥浆一样了。

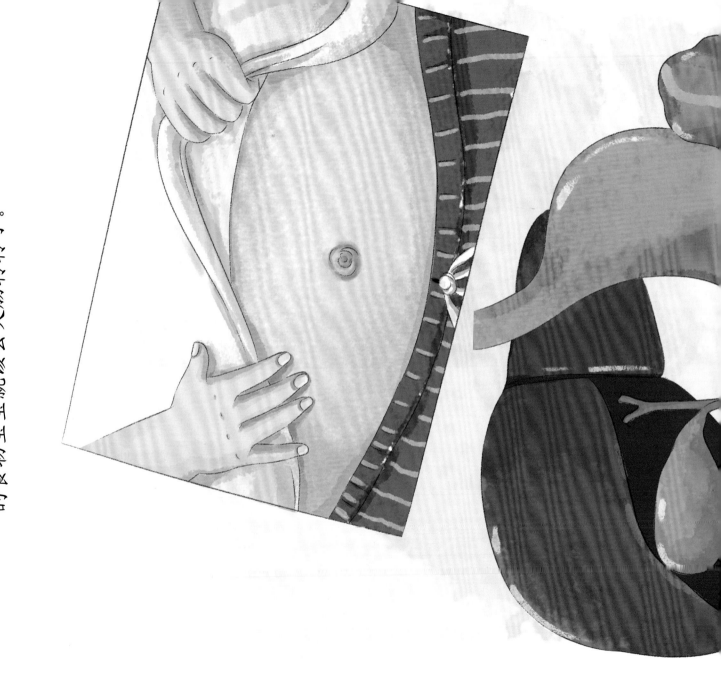

小肠把食物宝宝的营养成分紧紧锁在我们身体里。接下来，剩下的食物宝宝就该去大肠转转了。

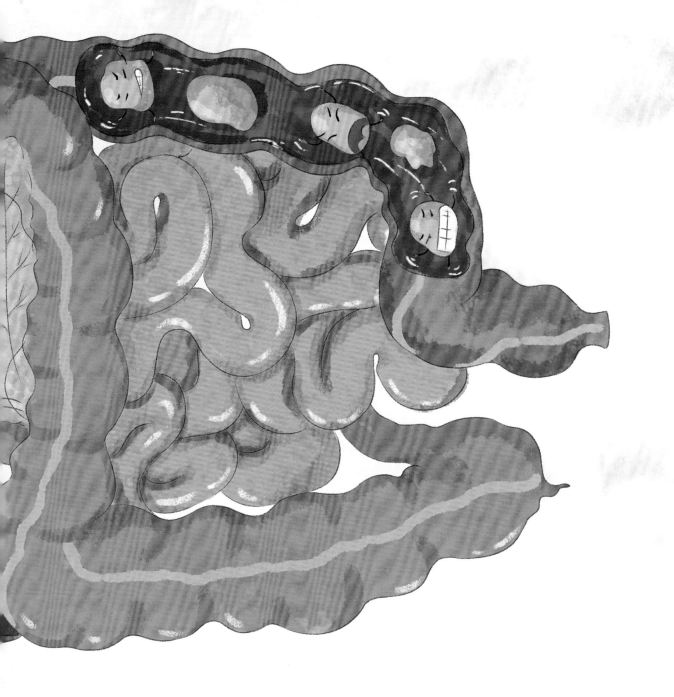

我们肚子上有个眼儿，叫肚脐眼儿，大肠围绕在肚脐眼儿周围。大肠里不是干燥的）的主要任务是吸走食物宝宝里的水分。

大肠把食物宝宝变成了臭臭的便便，然后排出体外。这时，食物宝宝的身体旅行就圆满结束啦。

小朋友，你还记得食物宝宝的旅行路线吗，快来回顾一下吧！

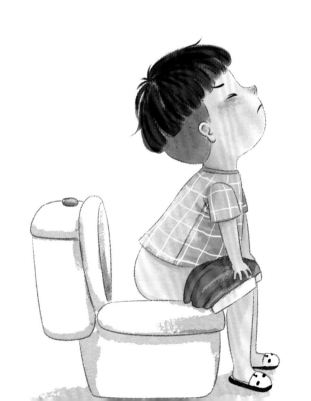

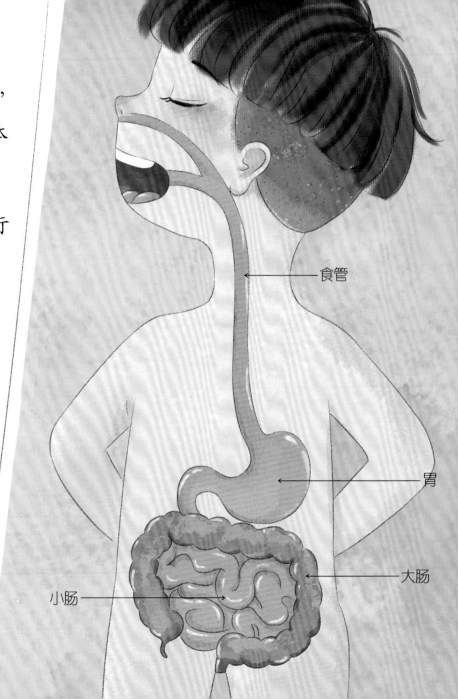

食管

胃

小肠

大肠

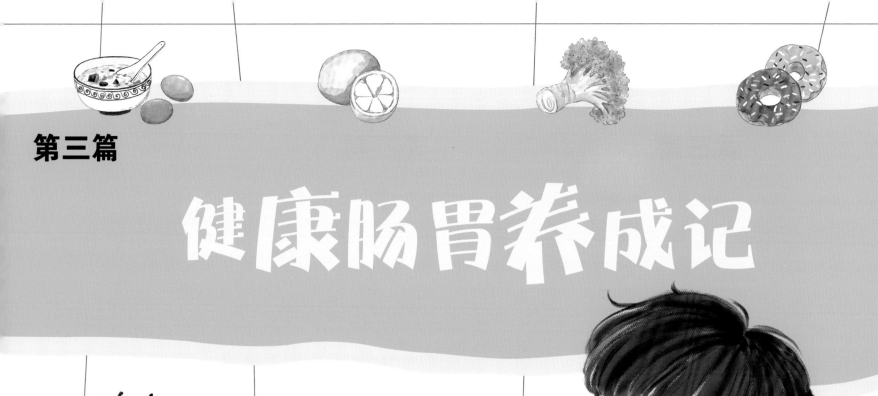

第三篇

健康肠胃养成记

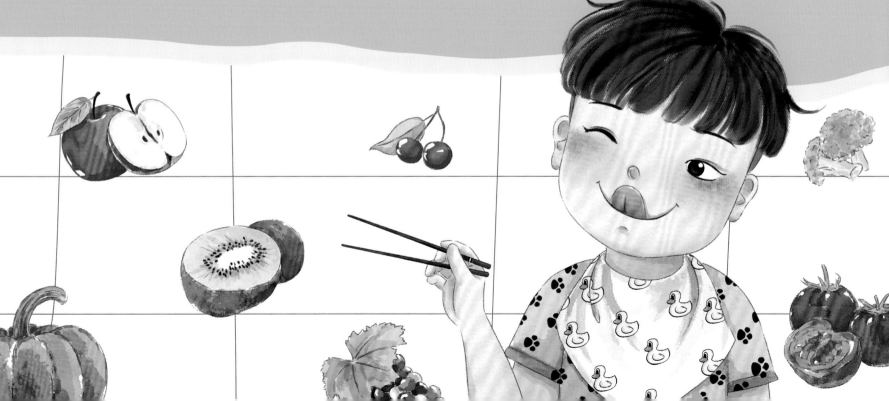

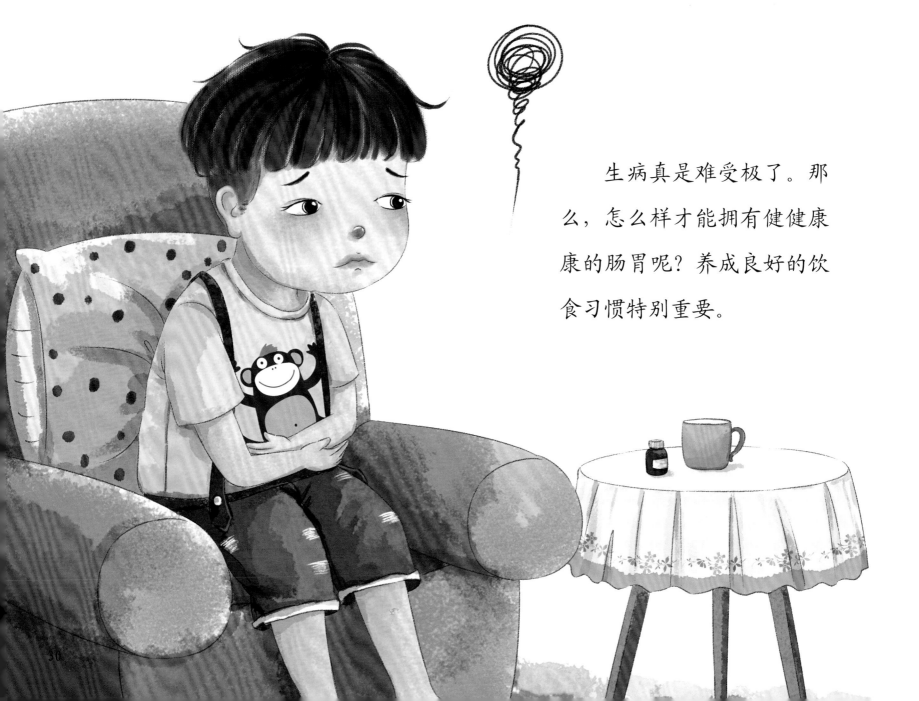

生病真是难受极了。那么，怎么样才能拥有健健康康的肠胃呢？养成良好的饮食习惯特别重要。

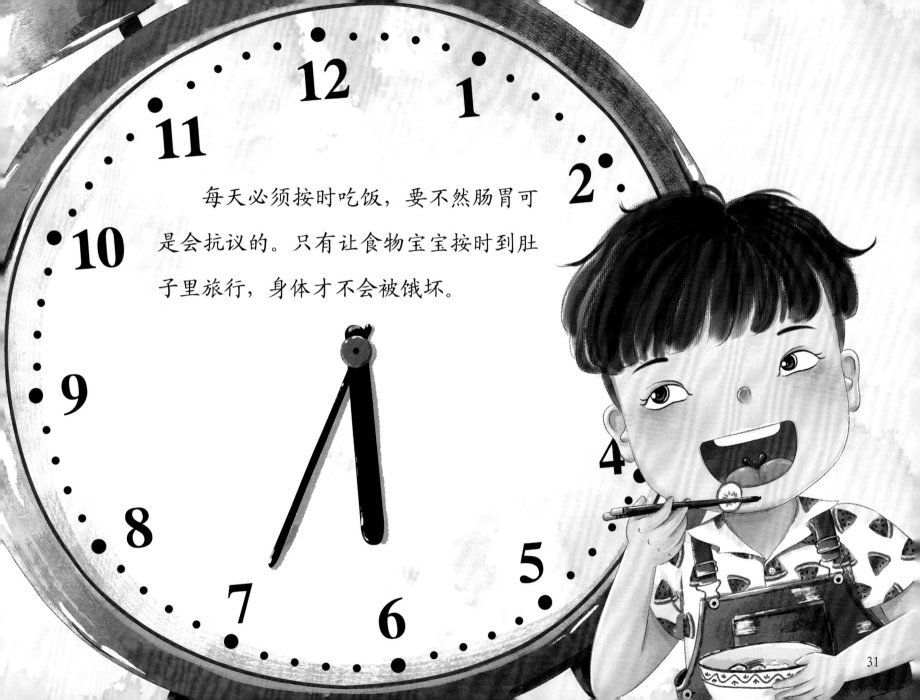

每天必须按时吃饭，要不然肠胃可是会抗议的。只有让食物宝宝按时到肚子里旅行，身体才不会被饿坏。

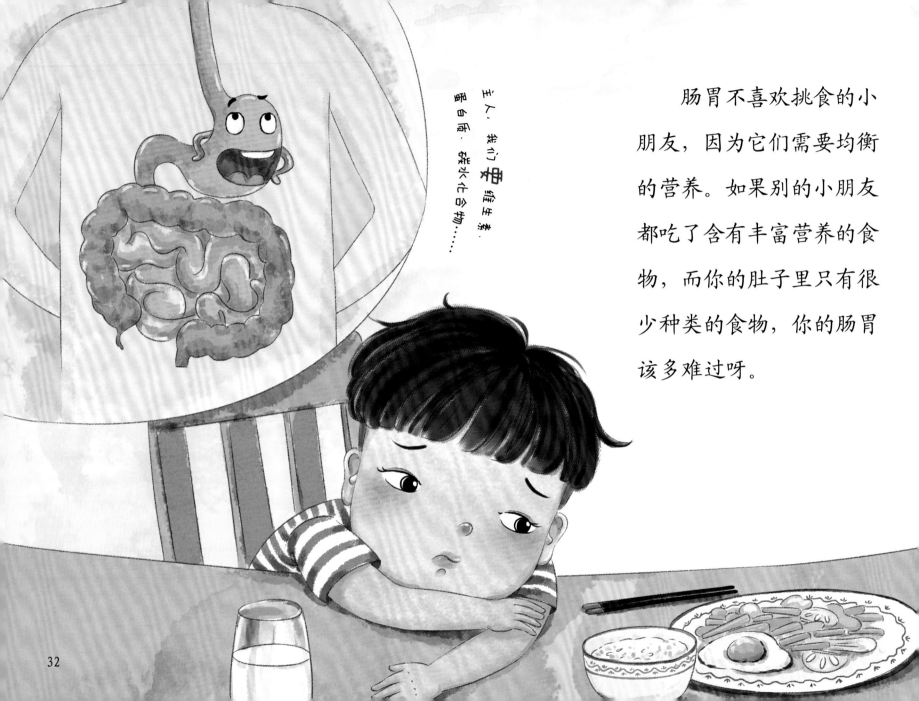

肠胃不喜欢挑食的小朋友，因为它们需要均衡的营养。如果别的小朋友都吃了含有丰富营养的食物，而你的肚子里只有很少种类的食物，你的肠胃该多难过呀。

主人，我们要维生素、蛋白质、碳水化合物……

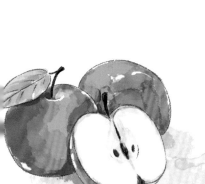

蔬菜、水果不但富含维生素，还能防止我们排不出便便，也就是便秘，所以肠胃非常喜欢这些食物，小朋友们多吃没错啦。

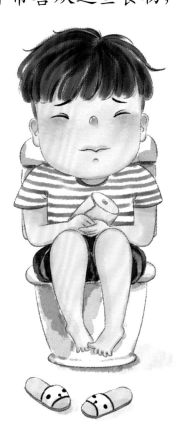

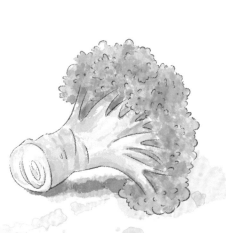

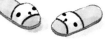

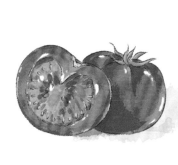

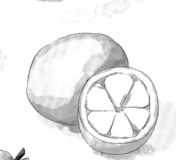

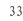

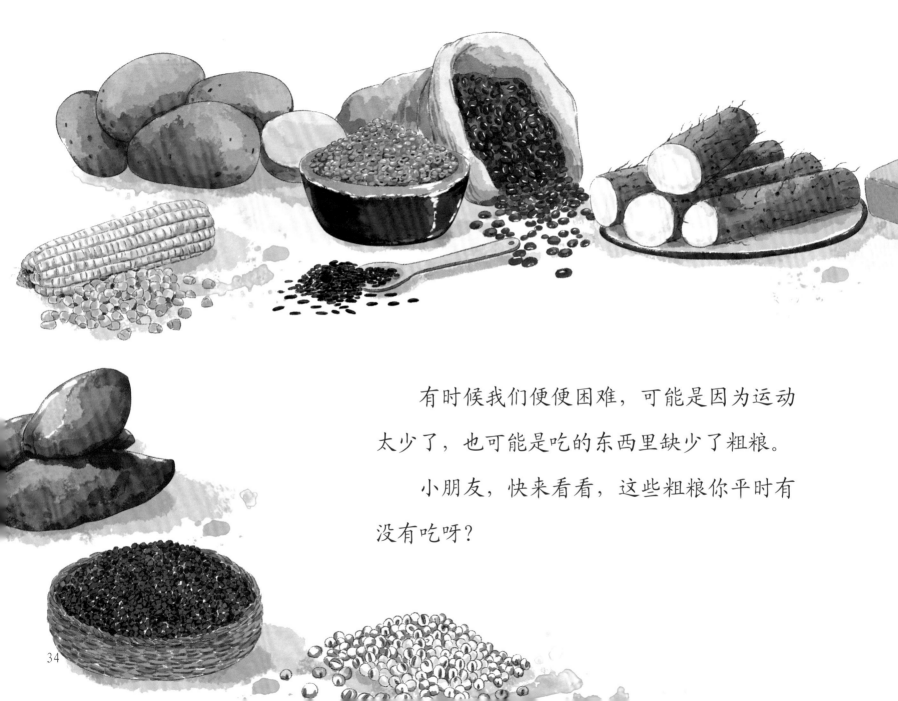

有时候我们便便困难，可能是因为运动太少了，也可能是吃的东西里缺少了粗粮。

小朋友，快来看看，这些粗粮你平时有没有吃呀？

容易消化的食物，比如
全麦面包、粥、牛奶……肠胃
也很喜欢。

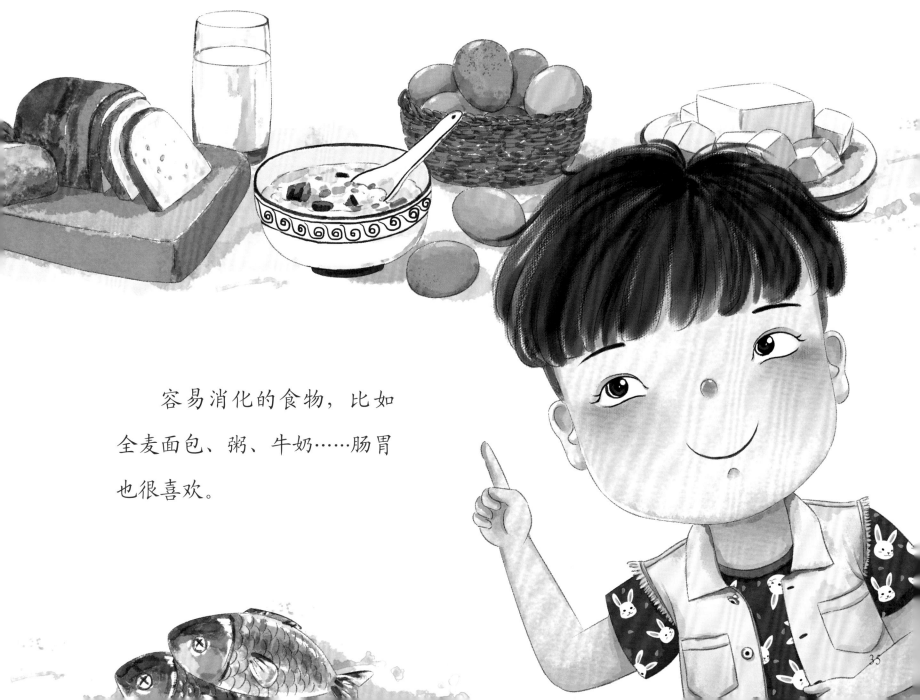

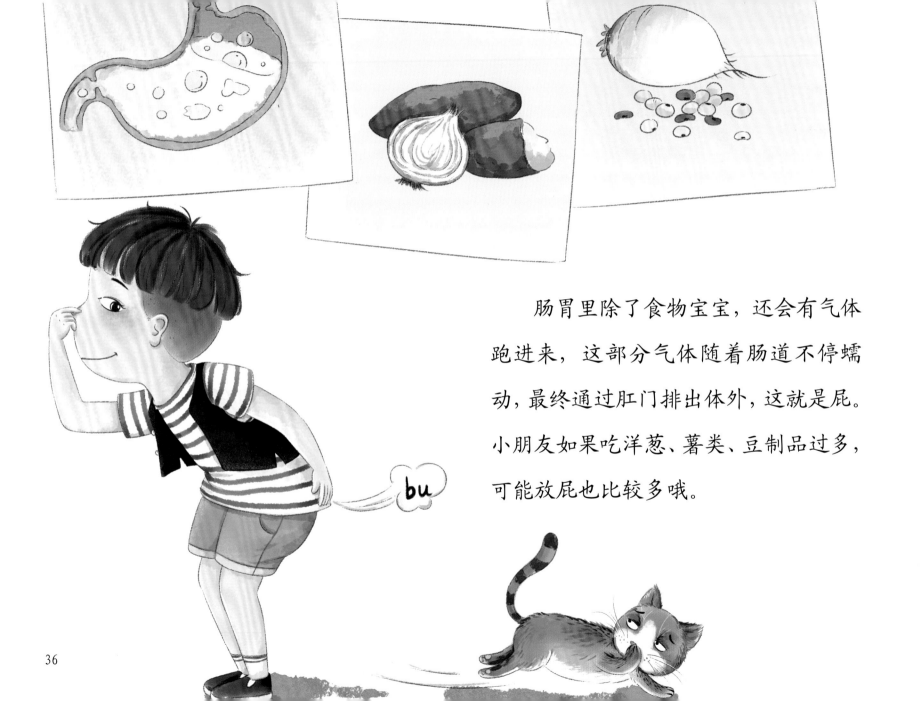

肠胃里除了食物宝宝，还会有气体跑进来，这部分气体随着肠道不停蠕动，最终通过肛门排出体外，这就是屁。小朋友如果吃洋葱、薯类、豆制品过多，可能放屁也比较多哦。

多喝水是让肠胃健康顺滑的一大秘籍。水不仅能让我们的身体不干燥，还能让食物宝宝的旅行更加顺利，总之好处多多。

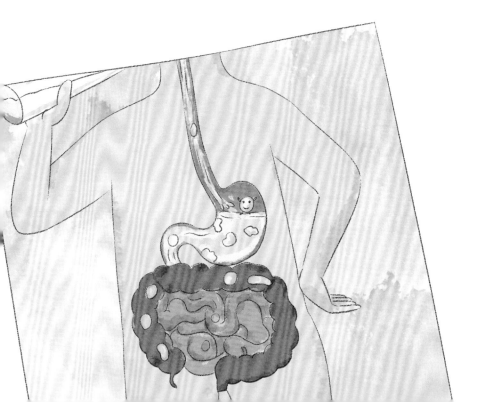

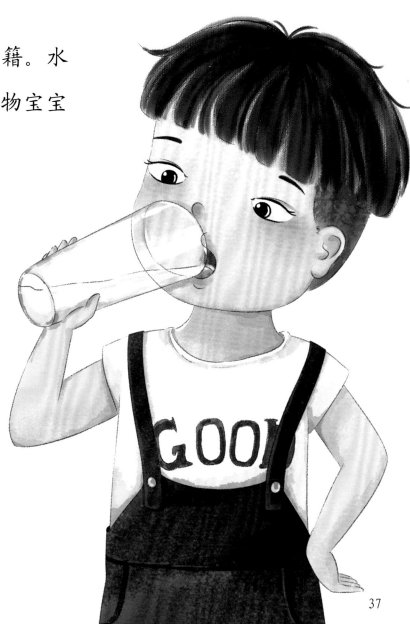

虽然小朋友不能饿着，但吃太多也是万万不行的。因为我们的胃就那么大，所以再好吃的东西吃饱了就要停下哟，否则很容易把胃撑坏的。

甜品再好吃，也不能**过量**哦。

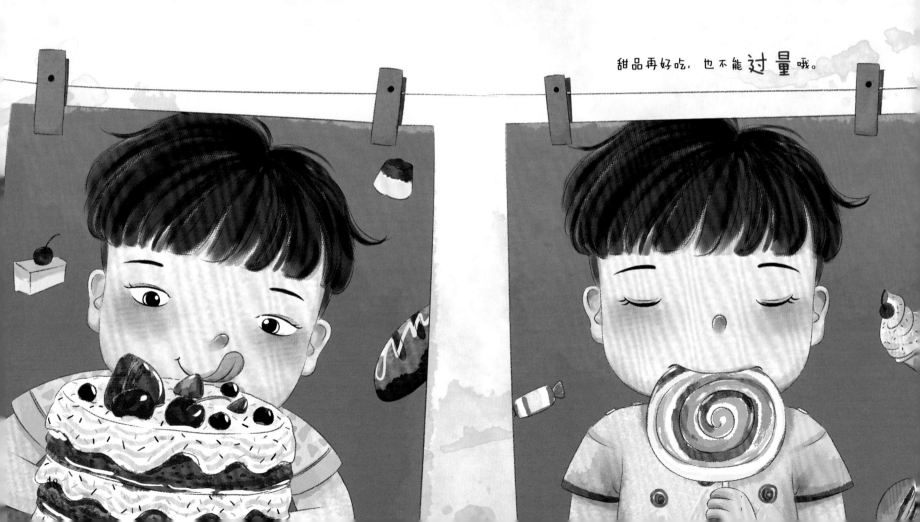

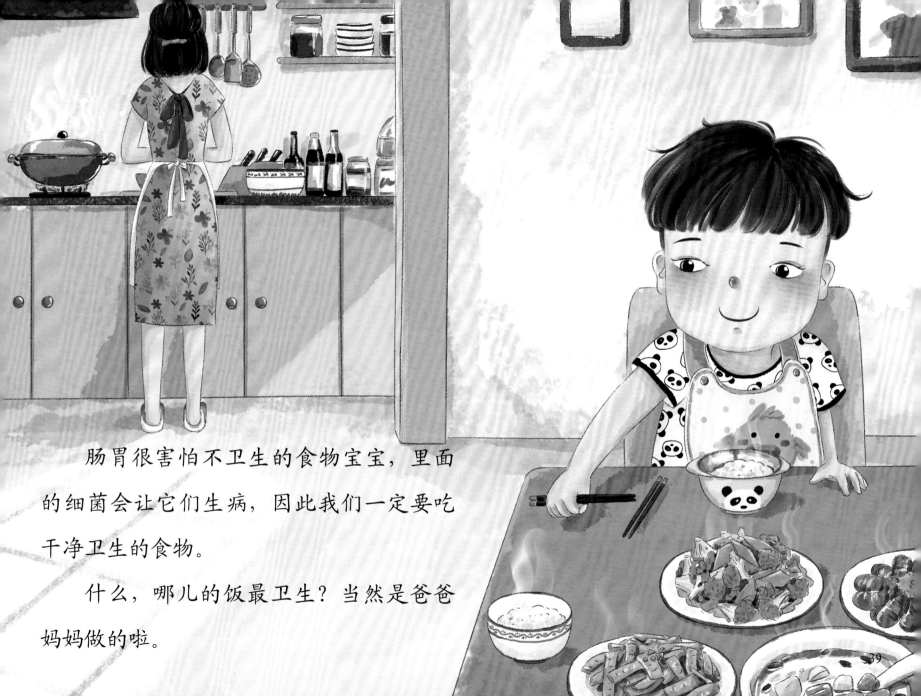

肠胃很害怕不卫生的食物宝宝，里面的细菌会让它们生病，因此我们一定要吃干净卫生的食物。

什么，哪儿的饭最卫生？当然是爸爸妈妈做的啦。

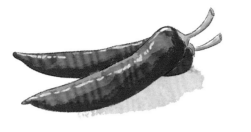

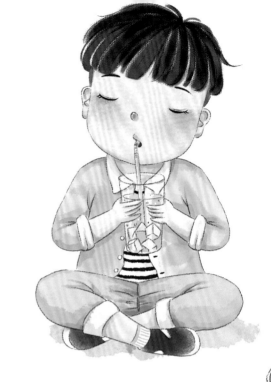

肠胃也不喜欢有强烈刺激性的食物，比如辛辣食品，还有咖啡冷饮等，都要少吃哦。油炸的食物太过油腻，肠胃消化起来也会很辛苦。

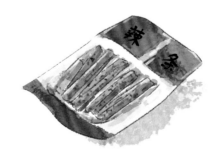

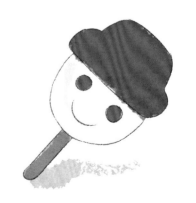

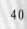

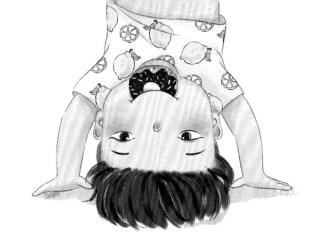

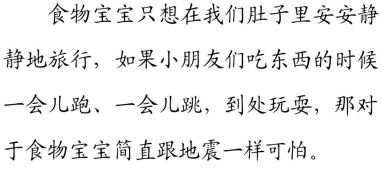

食物宝宝只想在我们肚子里安安静静地旅行，如果小朋友们吃东西的时候一会儿跑、一会儿跳，到处玩耍，那对于食物宝宝简直跟地震一样可怕。

所以，还是专心享用美餐吧。

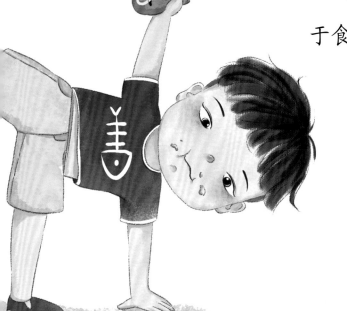

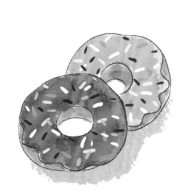

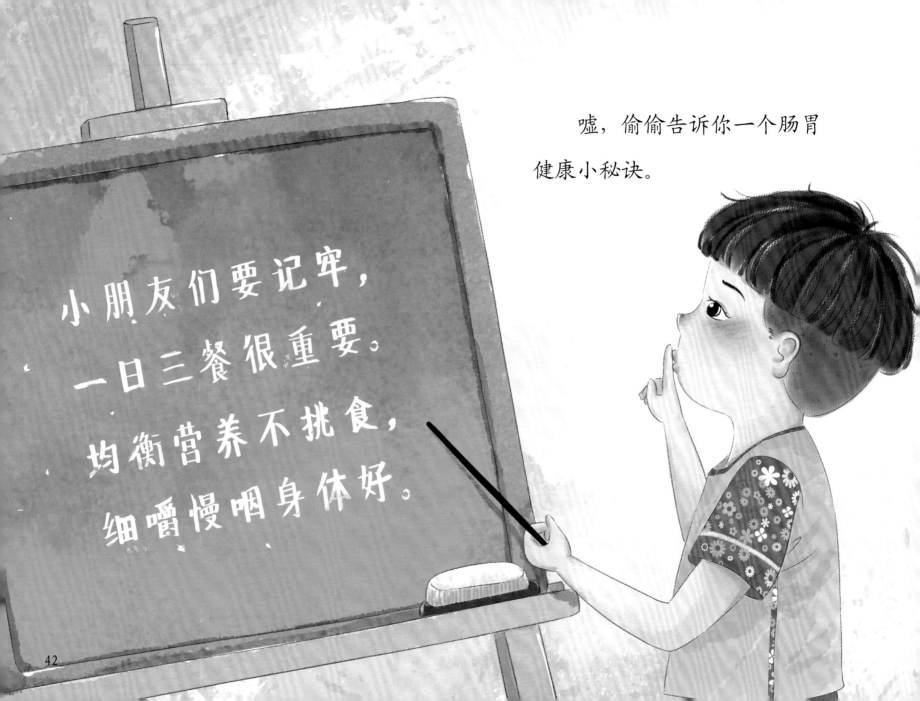

嘘，偷偷告诉你一个肠胃健康小秘诀。

小朋友们要记牢，
一日三餐很重要。
均衡营养不挑食，
细嚼慢咽身体好。

42

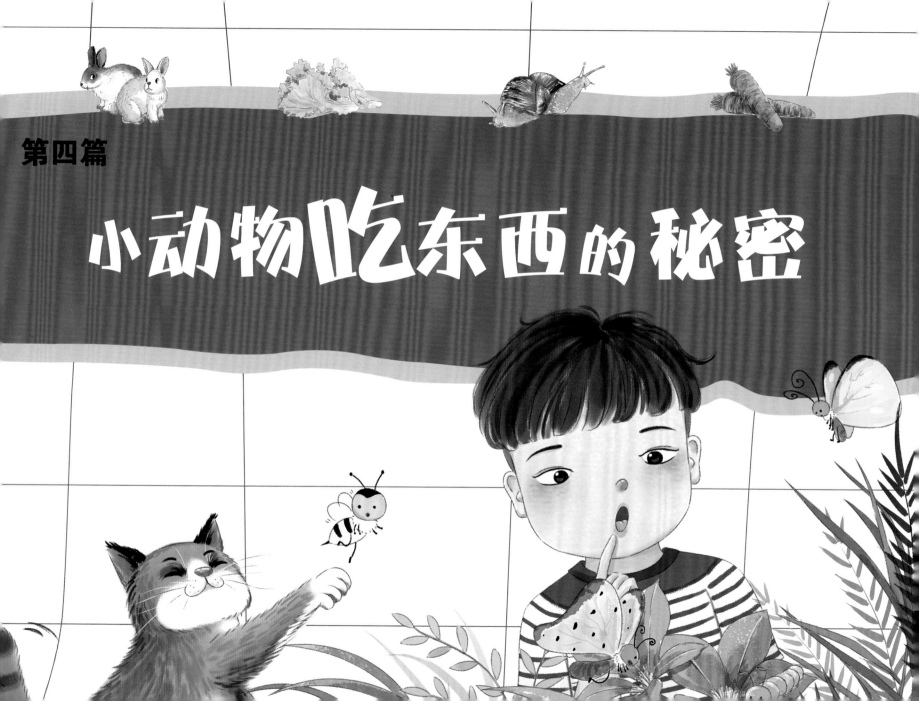

第四篇

小动物吃东西的秘密

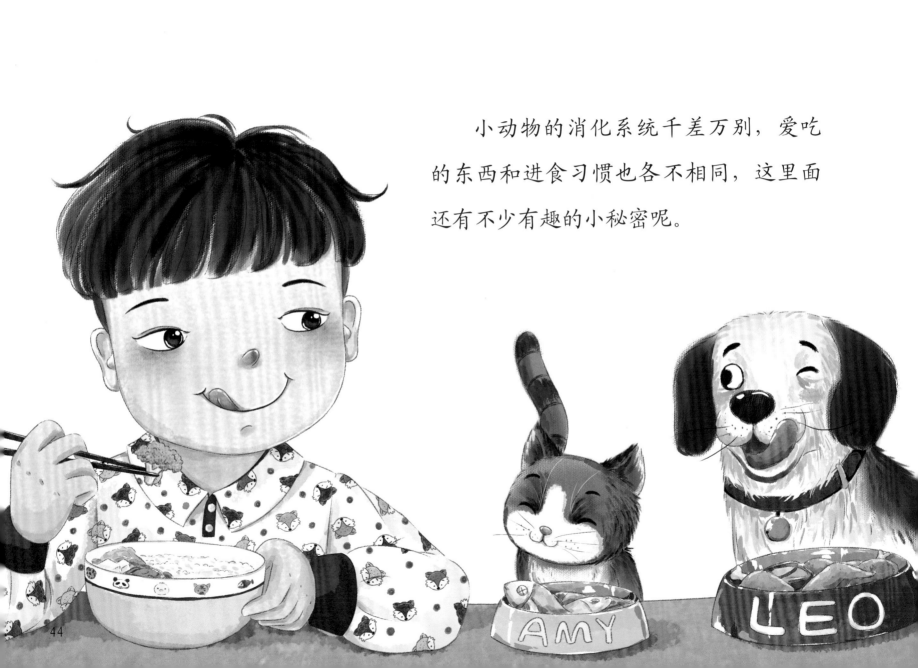

小动物的消化系统千差万别，爱吃的东西和进食习惯也各不相同，这里面还有不少有趣的小秘密呢。

人类的肠道很长，但小动物的肠子可就没这么长了，比如小鸟，它的直肠特别短，所以常常会忍不住而随地便便。

呀，鸟屎！

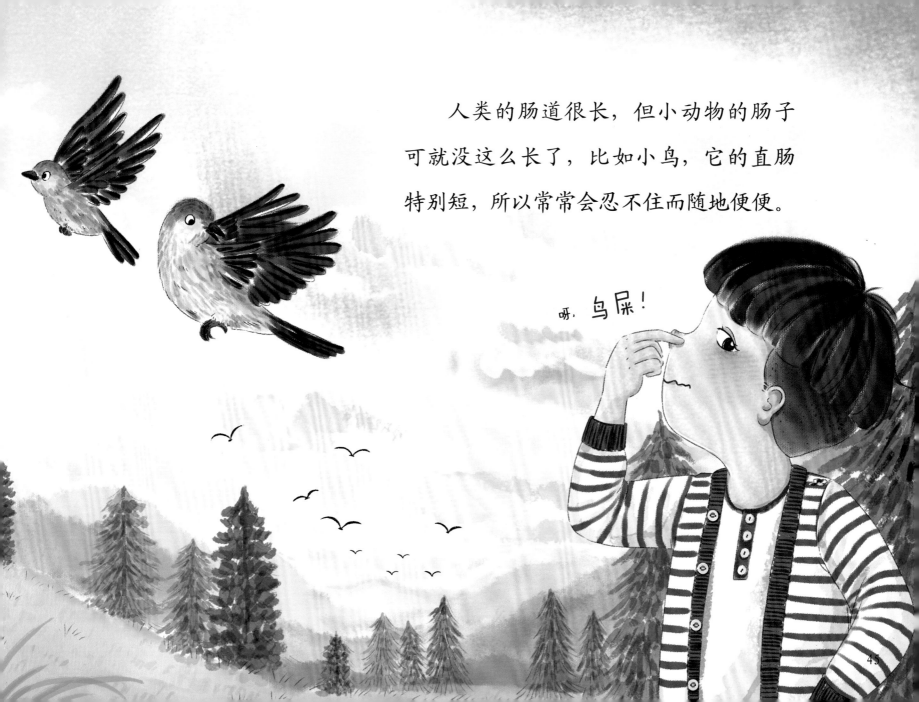

45

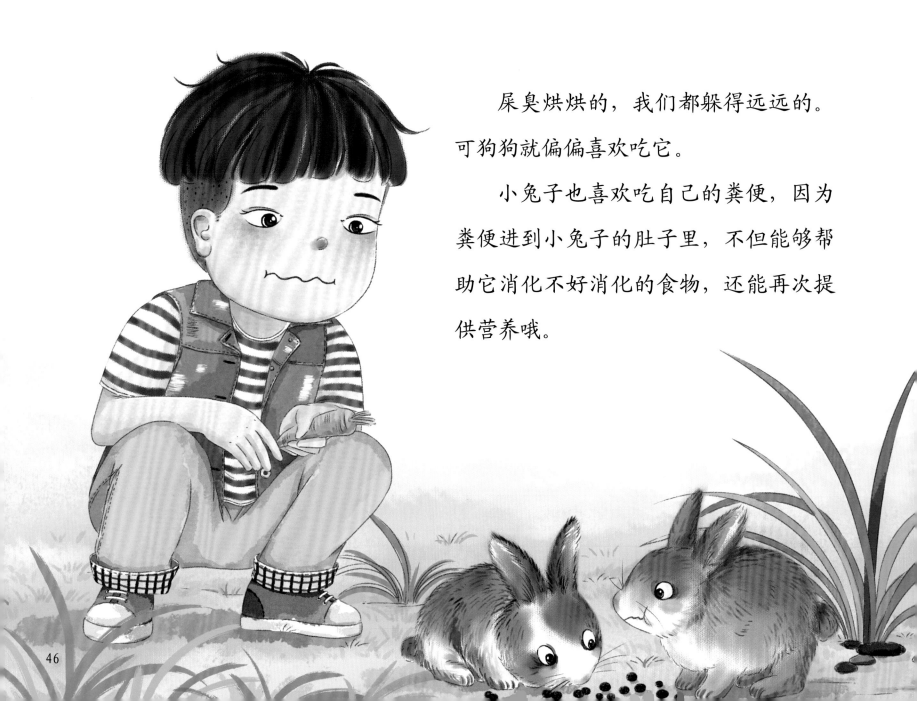

屎臭烘烘的，我们都躲得远远的。可狗狗就偏偏喜欢吃它。

小兔子也喜欢吃自己的粪便，因为粪便进到小兔子的肚子里，不但能够帮助它消化不好消化的食物，还能再次提供营养哦。

人每天都要吃饭，可你知道吗，蛇和鳄鱼可以几个月才吃一顿饭呢。

这是因为人是恒温动物，需要不断地补充能量保持体温。而蛇和鳄鱼是变温动物，它们只要不运动，少消耗能量，就能靠一顿饭撑很久。当然，这顿饭必须吃饱饱的才行。

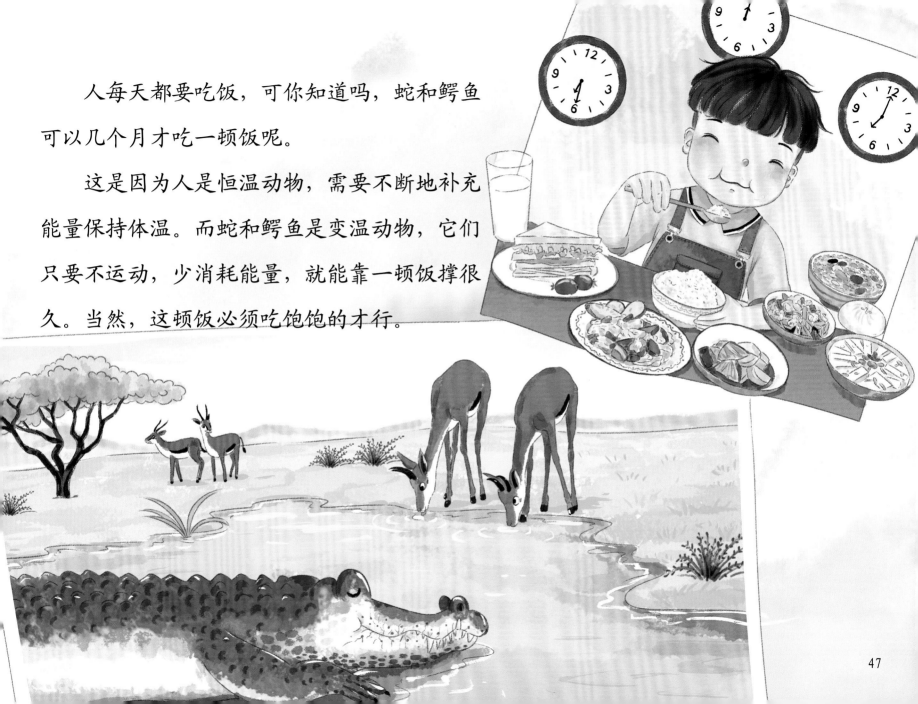

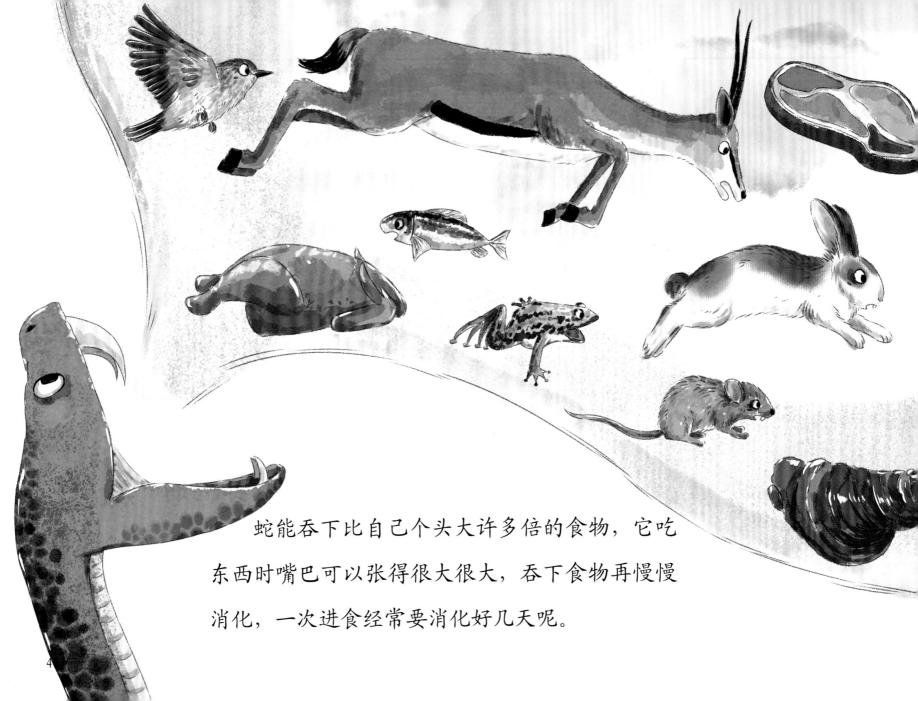

蛇能吞下比自己个头大许多倍的食物，它吃东西时嘴巴可以张得很大很大，吞下食物再慢慢消化，一次进食经常要消化好几天呢。

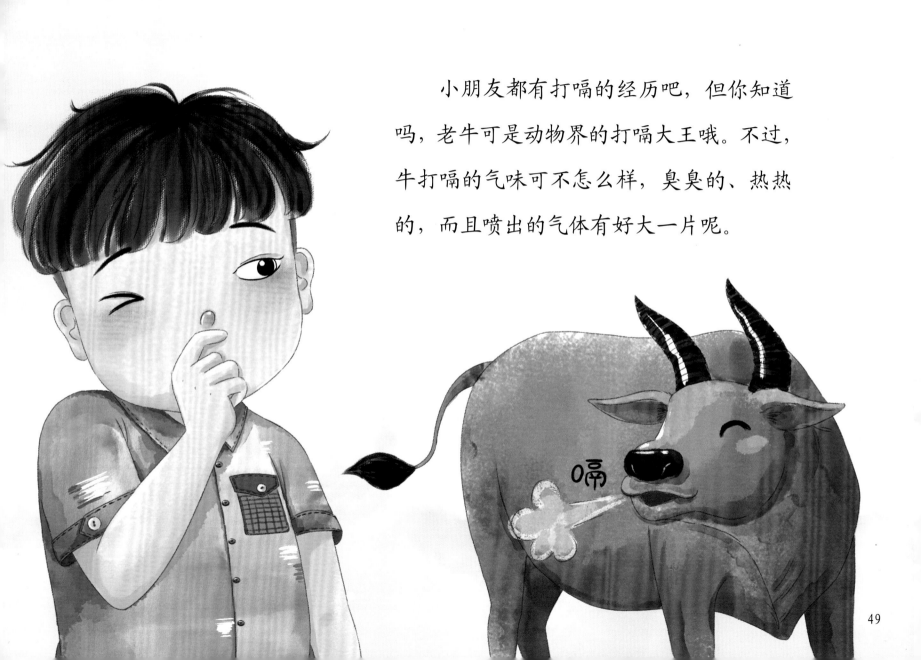

小朋友都有打嗝的经历吧，但你知道吗，老牛可是动物界的打嗝大王哦。不过，牛打嗝的气味可不怎么样，臭臭的、热热的，而且喷出的气体有好大一片呢。

嗝

49

自然界中，许多动物以吃植物为生，比如牛、羊、骆驼等，它们都是食草动物。

　　牛吃草的时候匆匆忙忙的，还没嚼完食物就到胃里了。这怎么能行呢，于是它们的胃会把食物再送回嘴巴里，让牛反复咀嚼，混入唾液再吞下去，这叫作反刍。

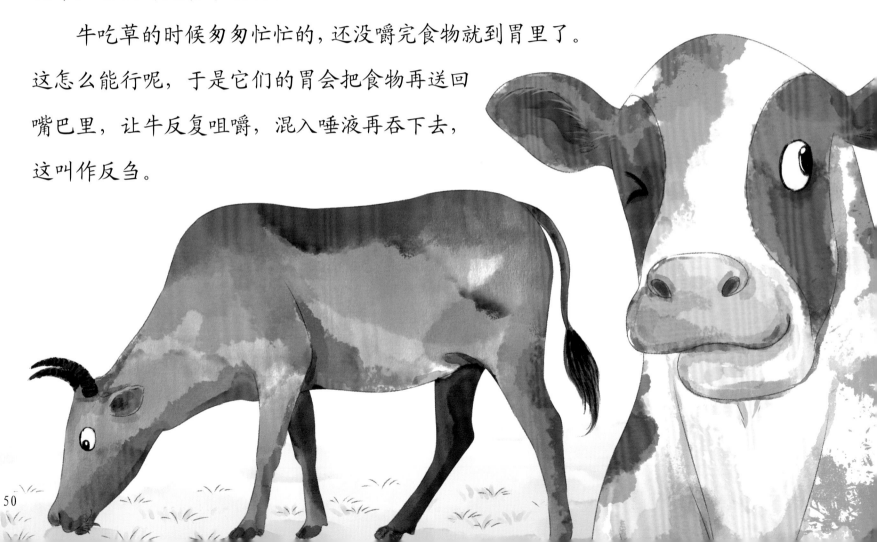

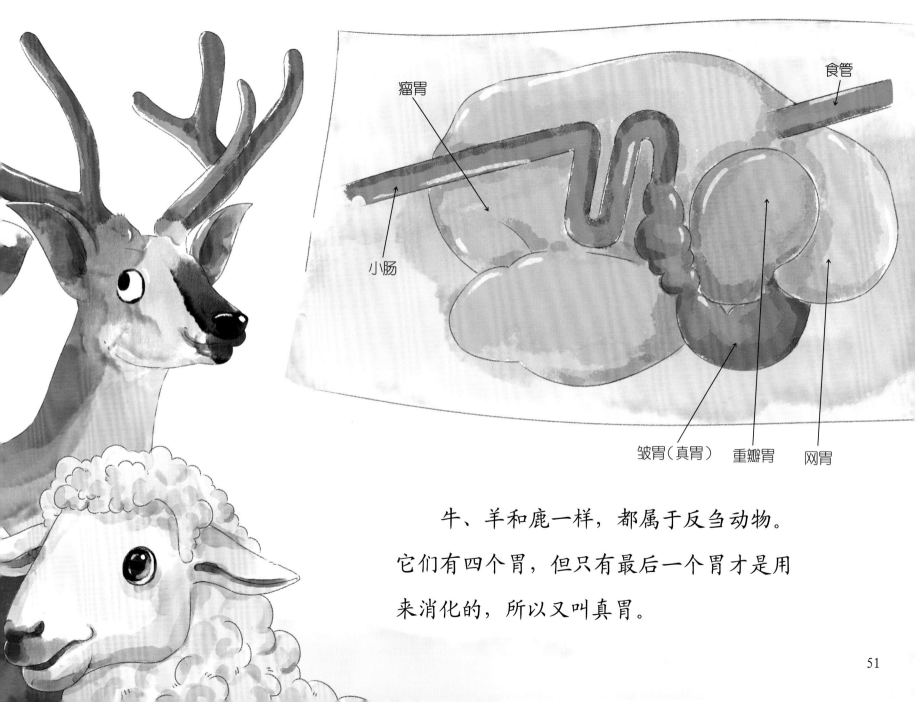

瘤胃

食管

小肠

皱胃（真胃）　重瓣胃　网胃

牛、羊和鹿一样，都属于反刍动物。它们有四个胃，但只有最后一个胃才是用来消化的，所以又叫真胃。

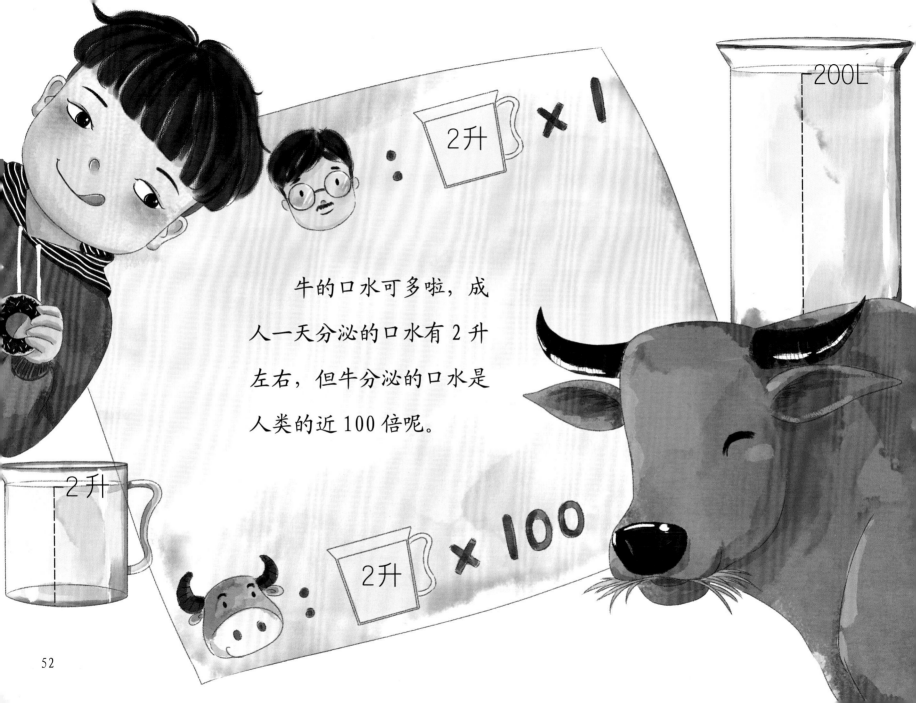

牛的口水可多啦，成人一天分泌的口水有 2 升左右，但牛分泌的口水是人类的近 100 倍呢。

2升 × 1

200L

2升

2升 × 100

松鼠最爱吃坚果，那是因为松鼠有一对会不断生长的门牙，它需要吃坚硬的食物来磨牙，要不然牙齿太长吃东西就不方便啦。

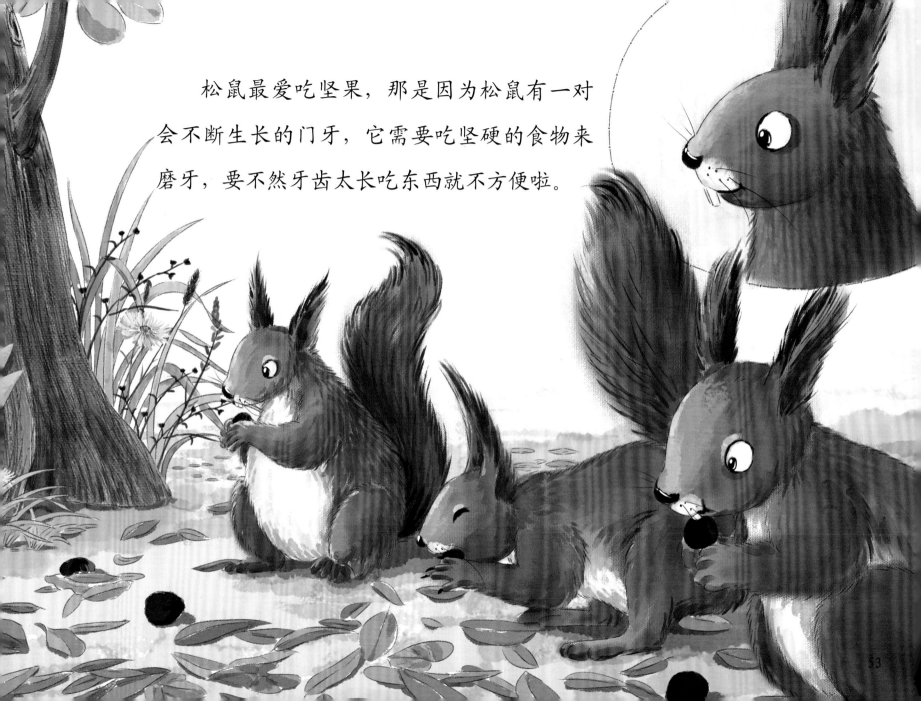

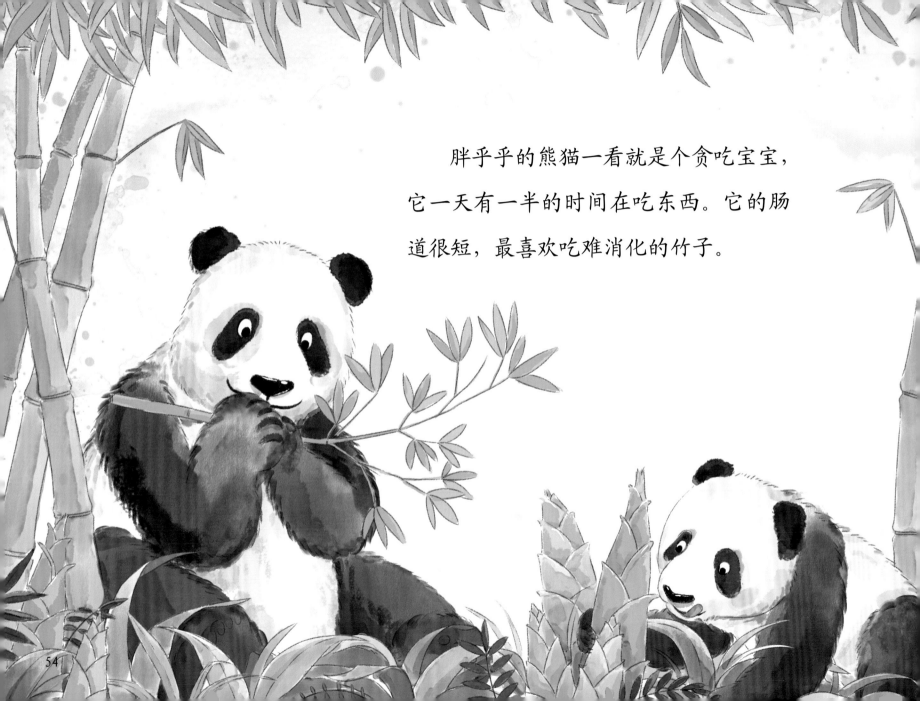

胖乎乎的熊猫一看就是个贪吃宝宝，它一天有一半的时间在吃东西。它的肠道很短，最喜欢吃难消化的竹子。

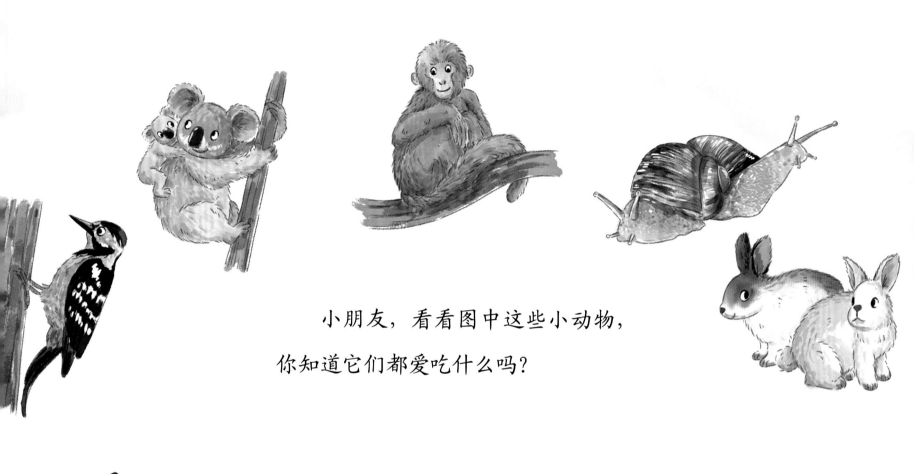

小朋友，看看图中这些小动物，
你知道它们都爱吃什么吗？

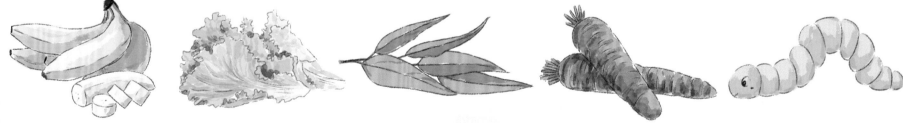

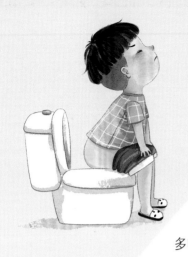

创作感言

自从当了妈妈以后，最关心的就是宝宝每天吃饭好不好，营养是否均衡，宝宝吃的每一口饭都会牵动爸爸妈妈的心。如何引导小朋友好好吃饭、均衡营养是每个爸爸妈妈心中的大课题。

随着小朋友的长大，好奇心也越来越强，他们对人体系统非常感兴趣，尤其消化系统更是神秘。它是怎样把各种食物变成营养物质，让小朋友长得又高又壮的呢？为此出版社精心策划出版了这本图画书《食物宝宝去旅行》，它将带着小朋友和爸爸妈妈们，去神奇的消化道游览一番，看看我们的消化系统是如何工作的。小朋友不仅可以直观地看到消化系统的解剖结构，还能了解到胃肠道喜欢什么样的饮食习惯，比如多吃蔬菜水果可以帮助我们营养均衡，还能帮助我们建立健康的便便习惯。

希望这本有爱有趣的绘本能够帮助小朋友养成良好的饮食习惯，大家都好好吃饭，健康成长！

张媛媛（北京大学人民医院消化内科副主任医师）

专家推荐

作为孩子家长，我也和其他家长一样操心孩子的吃饭问题，但只有让他们自己明白健康进食的重要性，才能自觉养成良好的习惯。《食物宝宝去旅行》一书运用极其有趣的方式，从食物旅行的角度带领读者游览、了解自己的消化系统，不仅适合小朋友，也同样适合想了解自己身体的大朋友，毕竟美好生活从健康的消化系统开始。

李军祥（北京中医药大学东方医院消化科主任）

作为一名消化科医生，几乎每天都通过内镜看看胃、小肠和结肠，直到有一次在磁控胶囊胃镜下看到吃进嘴里的比萨变成食糜，通过贲门进入胃，这种生理情景不禁让我感到震撼。

胃肠道是我们每个人每天都要用到的，哪顿饭吃得不合适，它就会发出自己的抗议。让小朋友从小就知道我们的胃肠道是怎么工作的，我们应该如何爱护它，让它帮助我们更好成长，这对小朋友来说是非常有意义的。

这本《食物宝宝去旅行》，用充满童趣的语言，生动地描述了食物宝宝在胃肠道的整个过程，深入浅出地讲解了消化与吸收，让我这个消化科专业医生读来都不觉会心一笑。相信这本书一定能让我们的孩子汲取到营养，丰富他们的内心，帮助孩子们养成良好的进餐习惯。

刘晓（北京医院消化科）